Alain Lorenzo

Spirométrie en Médecine Générale: besoins de formation en France

Clément Morin
Alain Lorenzo

Spirométrie en Médecine Générale: besoins de formation en France

Éditions universitaires européennes

Impressum / Mentions légales
Bibliografische Information der Deutschen Nationalbibliothek: Die Deutsche
Nationalbibliothek verzeichnet diese Publikation in der Deutschen
Nationalbibliografie; detaillierte bibliografische Daten sind im Internet über
http://dnb.d-nb.de abrufbar.
Alle in diesem Buch genannten Marken und Produktnamen unterliegen
warenzeichen-, marken- oder patentrechtlichem Schutz bzw. sind
Warenzeichen oder eingetragene Warenzeichen der jeweiligen Inhaber. Die
Wiedergabe von Marken, Produktnamen, Gebrauchsnamen, Handelsnamen,
Warenbezeichnungen u.s.w. in diesem Werk berechtigt auch ohne besondere
Kennzeichnung nicht zu der Annahme, dass solche Namen im Sinne der
Warenzeichen- und Markenschutzgesetzgebung als frei zu betrachten wären
und daher von jedermann benutzt werden dürften.

Information bibliographique publiée par la Deutsche Nationalbibliothek: La
Deutsche Nationalbibliothek inscrit cette publication à la Deutsche
Nationalbibliografie; des données bibliographiques détaillées sont
disponibles sur internet à l'adresse http://dnb.d-nb.de.
Toutes marques et noms de produits mentionnés dans ce livre demeurent
sous la protection des marques, des marques déposées et des brevets, et sont
des marques ou des marques déposées de leurs détenteurs respectifs.
L'utilisation des marques, noms de produits, noms communs, noms
commerciaux, descriptions de produits, etc, même sans qu'ils soient
mentionnés de façon particulière dans ce livre ne signifie en aucune façon
que ces noms peuvent être utilisés sans restriction à l'égard de la législation
pour la protection des marques et des marques déposées et pourraient donc
être utilisés par quiconque.

Coverbild / Photo de couverture: www.ingimage.com

Verlag / Editeur:
Éditions universitaires européennes
ist ein Imprint der / est une marque déposée de
OmniScriptum GmbH & Co. KG
Heinrich-Böcking-Str. 6-8, 66121 Saarbrücken, Deutschland / Allemagne
Email: info@editions-ue.com

Herstellung: siehe letzte Seite /
Impression: voir la dernière page
ISBN: 978-613-1-59714-5

Zugl. / Agréé par: Paris, Université Paris Descartes, 2012

Remerciements,

A ma famille et à mes proches pour leur soutien constant et affectueux.

Au Docteur Ghislain Martin, spécialiste en médecine générale, Orléans.

pour m'avoir donné envie de faire ce métier.

Au Professeur Nicolas Roche, spécialiste en pneumologie, Université Paris Descartes, Hôpital de l'Hôtel Dieu, Paris.

pour avoir accepté de présider ce jury et pour l'intérêt porté à ce travail.

Au Docteur Alain Lorenzo, maître de conférences associé en médecine générale, Université Paris Descartes, La Norville.

pour vos précieux conseils et votre disponibilité tout au long de ce travail.

Au Professeur Jean Cabane, spécialiste en médecine interne, Université Pierre et Marie Curie, Hôpital Saint Antoine, Paris.

pour avoir accepté de participer à ce jury et pour m'avoir guidé pendant mes études.

Table des matières

Table des tableaux

Table des figures

Table des abréviations

ARS : American Respiratory Society.

ATS : American Thoracic Society.

BPCO : Bronchopneumopathie chronique obstructive.

CVF : Capacité Vitale Forcée. Volume total expulsé lors d'une expiration forcée après une inspiration maximale.

CNGE : Collège National des Généralistes Enseignants.

DEM 25/75 : Débit expiratoire maximal entre 25 et 75% de la capacité vitale forcée.

DEP : Débit Expiratoire de Pointe.

DGS : Direction Générale de la Santé.

EBM : Evidence based Medicine.

ECG : Electrocardiographie.

EFR : Explorations Fonctionnelles Respiratoires.

ERS : European Respiratory Society.

FCV : Frottis cervico-vaginal.

GINA : Global Initiative for Asthma.

GOLD : Global initiative for chronic Obstructive Lung Disease.

HAS : Haute Autorité de Santé.

NLHEP : National Lung Health Education Program.

RSCA : Récits de situation complexes et authentiques.

SPLF : Société de Pneumologie de Langue Française.

VEMS : Volume Expiré Maximal en une Seconde.

VEMS/VEM6 : Volume expiré maximum par seconde/ volume expiré pendant 6 secondes.

Introduction

L'asthme et la bronchopneumopathie chronique obstructive (BPCO) sont deux problèmes majeurs de santé publique. En France, on estime respectivement à 3,5 et 4,15 millions, le nombre de personnes atteintes de BPCO et d'asthme, pour un coût annuel estimé à 5 milliards d'euros.

Parmi les diverses épreuves fonctionnelles respiratoires (EFR), la spirométrie grâce aux mesures du volume expiratoire maximal à la première seconde (VEMS), de la capacité vitale forcée (CVF) et du rapport VEMS/CVF occupe une place centrale dans la prise en charge de ses maladies. Ces valeurs sont nécessaires au diagnostic, à l'évaluation de la sévérité, au choix du traitement médical et au suivi au long cours des patients. Actuellement, la spirométrie est majoritairement interprétée par des pneumologues, parfois aidés lors de la réalisation par des assistants. Seule une minorité de médecins généralistes utilisent cette technique. Lors du diagnostic comme du suivi, la spirométrie n'est pas assez pratiquée si l'on se fie aux principales recommandations internationales. Non diagnostiquées ou à un stade tardif de leurs évolutions, ces maladies majorent fortement les coûts de santé (60% des dépenses totales pour la BPCO sont liées à des exacerbations). Le manque d'utilisation de la spirométrie s'explique notamment par une trop faible sensibilisation des médecins généralistes aux symptômes initiaux de ces maladies et par l'impossibilité matérielle et humaine des centres d'épreuves fonctionnelles respiratoires à faire face à la demande croissante d'examens.

L'augmentation des besoins, couplée à l'évolution de la démographie médicale en France (baisse de 20% du nombre de pneumologues jusqu'en 2020) nous oblige à repenser l'organisation des soins. Un temps envisagé dans le plan BPCO 2005-2010 pour lutter contre le sous diagnostic, le minispiromètre, capable de mesurer un VEMS/VEM6 valeur corrélée au VEMS/CVF, est uniquement un outil de dépistage et ne dispense pas de la réalisation d'une spirométrie diagnostique. En février 2012, le guide pratique de la Haute Autorité de Santé (HAS) « parcours de soins d'un patient BPCO » ne mentionne d'ailleurs plus cette technique.

Au cours de leur deuxième cycle des études médicales, les étudiants acquièrent les connaissances théoriques nécessaires au suivi de ces maladies selon les recommandations internationales. Lors du troisième cycle, ces mêmes étudiants, devenus pour la moitié d'entre eux internes de médecine générale, sont alors confrontés au moment de leurs stages ambulatoires à une grande difficulté :

- Comment appliquer les recommandations sans avoir accès aux mesures des principaux paramètres spirométriques ?

Bien souvent, les internes se retrouvent alors perdus et des erreurs de prescriptions sont commises. Ainsi, un interne, qui n'envisage pas de prescrire un traitement antihypertenseur, hypolipémiant ou antidiabétique sans preuve diagnostique, peut initier ou renouveler des traitements bronchodilatateurs ou des corticostéroïdes inhalés sans données validées par des recommandations.

Lors d'un cours universitaire sur la spirométrie, j'ai été surpris de pouvoir utiliser cette technique en médecine générale. De nombreux appareils spirométriques fiables, peu coûteux, validés par des sociétés savantes et accessibles en soins primaires se sont ainsi développés ces dernières années.

Les spirométries réalisées par des médecins généralistes formés sont de qualité et ont un impact sur leurs prises en charge.

Répondant à un besoin de santé publique, le développement de la spirométrie en soins primaires nous semble inévitable. Ce développement se fera au bénéfice de la qualité des soins et avec la volonté des professionnels de santé. La réalisation et l'interprétation de spirométries de qualité sont indispensables mais nécessitent une formation préalable, qui devra concilier les exigences de connaissances et les réalités pratiques d'un cabinet de médecine générale.

Même si un socle commun de connaissances est envisageable, il ne peut selon nous exister un modèle unique de formation à la spirométrie. Situés à des places différentes dans le parcours de soin, un médecin généraliste et un pneumologue n'ont pas les mêmes champs de compétences et donc les mêmes besoins de formation. De même, un interne en médecine générale n'a pas les mêmes connaissances et donc les mêmes besoins de formation qu'un médecin généraliste installé.

L'objectif de ce travail est d'étudier les besoins de formation à la spirométrie des internes de médecine générale. Nos conclusions nous permettront alors de proposer un modèle de formation adapté.

I. Etat des lieux
A. L'asthme et la bronchopneumopathie chronique obstructive en France, deux problèmes majeurs de santé publique
1. La bronchopneumopathie chronique obstructive

En France, on estime à 3,5 millions, le nombre de personnes atteintes de BPCO (soit 6 à 8 % de la population adulte) [1].

En 2006, 200 000 personnes âgées de plus de 25 ans, dont 25000 nouvelles admissions, étaient inscrites en affections de longue durée (ALD) pour insuffisance respiratoire chronique grave ou BPCO sévère, tandis que 93000 personnes étaient sous oxygénothérapie de longue durée [2].

La BPCO est responsable de 16000 décès par an en France. Le taux brut de mortalité par BPCO est de 41/100000 chez les hommes et 17/100000 chez les femmes [3]. En augmentation régulière depuis 1990, la mortalité par BPCO devrait doubler en 2020 et devenir la 3ème cause mondiale de mortalité (après les cardiopathies ischémiques et les maladies cérébro-vasculaires) [1].

Elle touche principalement les adultes de plus de 45 ans et sa fréquence augmente avec l'âge. Actuellement, les hommes sont plus atteints que les femmes (sexe ratio de 0,6) même si ce ratio tend à s'équilibrer dans les pays industrialisés en raison de l'augmentation du tabagisme féminin et d'une susceptibilité plus grande à la maladie [1].

Selon le PMSI (programme de médicalisation des systèmes d'information), le nombre total de séjours en rapport avec une exacerbation de BPCO était compris en 2007 entre 69000 et 112000 selon l'indicateur choisi (définition stricte ou large d'une exacerbation de BPCO) [2].

Le coût direct de la maladie est estimé à 3,5 milliards d'euros par an dont 60% sont liés aux exacerbations et 40% au suivi au long cours de la pathologie. Les dépenses de santé sont fonction de la sévérité de la maladie. Le coût moyen de la prise en charge d'une BPCO est estimé à 4000 euros par malade et par an. Pour les malades les plus sévèrement atteints, admis en ALD pour insuffisance respiratoire chronique, les dépenses moyennes annuelles de santé (dont 50% sont constituées par les dépenses d'hospitalisation et 20% par les médicaments) sont supérieures à 6 000 euros. Le coût moyen d'une oxygénothérapie à domicile est de 10 000 euros par an [1].

La maladie est le plus souvent diagnostiquée tardivement à l'occasion d'un épisode aigu ou de l'apparition d'une gêne respiratoire majeure handicapant la vie quotidienne [1]. Ainsi, plus des 2/3 des malades ne sont pas diagnostiqués ou le sont tardivement au stade du handicap respiratoire.

Une étude épidémiologique transversale (EDEN), réalisée en 2003-2004 par 2378 médecins généralistes français, a démontré que 53 % des 3411 sujets de l'enquête, fumeurs ou ex-fumeurs, ayant des symptômes respiratoires, avaient une BPCO de sévérité moyenne ou grave [3].

Selon les données de l'observatoire THALES [4] en médecine de ville, moins de la moitié des patients BPCO ou atteints de bronchite chronique sont suivis en 2005 par un médecin traitant (1,4 millions de patients suivi en médecine générale contre 3,5 millions de personnes BPCO estimés). On peut également signaler que seulement un tiers des patients de cette l'enquête ont bénéficié d'une spirométrie pour établir le diagnostic de BPCO. Enfin, le suivi simultané par un pneumologue et un médecin généraliste est effectif dans 45% des cas.

2. L'asthme

En France métropolitaine, le nombre d'asthmatiques est passé de 3,5 millions en 1998 à 4,15 millions en 2006 (données de l'étude ESPS), soit environ 10% des enfants et 6% des adultes [5].

En 2008, 52 534 hospitalisations ont été rapportées (contre 62 614 en 1998) [6].

La mortalité par asthme en tant que cause principale en France décline régulièrement depuis 1986, portant ce chiffre à 909 décès en 2008 [7]. Elle concerne principalement des personnes âgées (âge médian de 78 ans selon une enquête réalisée entre 2006 et 2008). Chez les jeunes, il n'y a quasiment plus de décès causé uniquement par l'asthme [5].

En 2001, le coût global de l'asthme en France était estimé à 1,5 milliard d'euros [8]. Ainsi, on estime à plus 7 millions le nombre annuel de jours d'arrêts de travail lié à l'asthme [9].

En 2006, seul un asthmatique sur dix a effectué une visite annuelle chez un pneumologue avec réalisation d'EFR [10].

Un tiers des asthmatiques n'aurait jamais fait d'épreuves fonctionnelles respiratoires [8]. Les traitements, pour une partie des malades, ne sont pas conformes aux recommandations. Ainsi, 28 % des asthmatiques présentent un asthme persistant modéré et 17 % des malades atteints d'un asthme persistant sévère ne bénéficiaient pas d'une corticothérapie inhalée, base du traitement de fond selon les consensus internationaux (études réalisées entre 2000 et 2002 sur 2500 patients dans le cadre du plan asthme 2002-2005 sous l'égide des Unions Régionales des Caisses d'Assurance Maladie) [8].

Enfin, l'étude IRDES confirme que 6 asthmatiques sur 10 restent insuffisamment contrôlés [10].

B. La spirométrie, un examen central dans la prise en charge de l'asthme et de la bronchopneumopathie chronique obstructive

Il s'agit d'illustrer dans ce paragraphe la place centrale occupée par la spirométrie dans le diagnostic et dans le suivi de ces maladies à travers les recommandations françaises et internationales.

1. Place de la spirométrie dans l'asthme

En juin 2011, la Société de Pneumologie de Langue Française (SPLF) a rédigé des recommandations pour la pratique clinique concernant les EFR dans le diagnostic et le suivi de l'asthme [11]. Les recommandations internationales (GINA) y sont reprises et précisées.

En voici les principaux éléments :

- Il faut faire une mesure spirométrique chez tous les patients pour lesquels on suspecte un asthme avant de confirmer le diagnostic.
- Il ne faut pas se contenter du résultat de la seule mesure du débit expiratoire de pointe (DEP) pour affirmer un trouble ventilatoire obstructif, en raison des discordances entre les valeurs mesurées du DEP et du VEMS observées chez certains patients.
- Il est recommandé d'évaluer l'obstruction bronchique chez l'asthmatique par la spirométrie. La mesure du DEP peut être utile à certains patients pour le suivi et l'adaptation du traitement au domicile.
- Toutes les recommandations internationales s'accordent pour proposer la réalisation des EFR dans le suivi des asthmatiques, sans indiquer précisément le rythme avec lequel les mesures doivent être pratiquées. Il n'existe pas d'études randomisées démontrant l'intérêt d'un suivi régulier avec des EFR.
  - o Chez l'asthmatique contrôlé recevant une corticothérapie inhalée à dose moyenne ou faible, il est proposé de pratiquer une EFR 1 à 2 fois par an, et tous les 3 à 6 mois chez l'asthmatique contrôlé recevant une corticothérapie inhalée à fortes doses.
  - o Chez l'asthmatique non contrôlé, les auteurs proposent de réaliser une EFR tous les 3 mois jusqu'à l'obtention d'un contrôle acceptable, ou si possible optimal. Après chaque modification thérapeutique, il est proposé de pratiquer une EFR dans un délai compris entre 1 et 3 mois.
  - o Chez l'asthmatique sévère, il est proposé de pratiquer une EFR tous les 3 mois. Enfin, après stabilisation de l'état clinique, il est proposé de réaliser une EFR afin d'évaluer la fonction « optimale » en période stable.
- La mesure de la gravité de l'obstruction bronchique (DEP ou VEMS) doit faire partie de l'évaluation initiale lors d'une exacerbation d'asthme. La répétition des mesures représente l'une des meilleures manières d'évaluer la réponse au traitement et de prévoir le besoin d'admission à l'hôpital.

Les recommandations internationales GINA, mises à jour en 2011, confirment la place de la spirométrie dans le diagnostic et le suivi. Elles soulignent également l'importance du VEMS comme critère de contrôle et facteur de pronostic. Un asthme avec un VEMS inférieur à 80% de la valeur théorique ou de la meilleure valeur connue est un asthme mal contrôlé. Enfin, un VEMS bas est un facteur de mauvais pronostic [12].

2. Place de la spirométrie dans la bronchopneumopathie obstructive

Mises à jour en 2009, les recommandations françaises de prise en charge de la BPCO issues de la SPLF insistent sur la place centrale de la spirométrie dans la prise en charge des patients [13].

Le diagnostic de trouble ventilatoire obstructif est fondé sur la mesure spirométrique du VEMS et de la CVF. Le trouble ventilatoire obstructif de la BPCO est défini par un rapport VEMS/CVF < 70% après administration d'un bronchodilatateur.

Selon les valeurs du VEMS, la sévérité de la BPCO comprend 4 stades :

Tableau I : Classification spirométrique de la BPCO en stades de sévérité.

Classification de la BPCO en stades de sévérité		
Stade I : léger		VEMS ≥ 80% de la valeur prédite
Stade II : modéré		50% ≥ VEMS < 80% de la valeur prédite
Stade III : sévère	VEMS/CVF < 70%	30% ≥ VEMS < 50% de la valeur prédite
Stade IV : très sévère		VEMS < 30% de la valeur prédite ou VEMS < 50% de la valeur prédite avec insuffisance respiratoire chronique grave

Les recommandations de traitement sont définies selon le stade de la BPCO :

Tableau II : Traitements préconisés selon le stade de sévérité.

Stade I : léger	Stade II : modéré	Stade III : sévère	Stade IV : très sévère
Réduction des facteurs de risque, vaccination antigrippale Bronchodilatateur de courte durée d'action (si besoin)			
	Un ou plusieurs bronchodilatateurs de longue durée d'action Réhabilitation		
		Glucocorticostéroïdes inhalés sous forme d'association fixe si exacerbations répétées (VEMS < 60% pour Salmétérol/fluticasone)	
			Oxygénothérapie de longue durée d'action si insuffisance respiratoire chronique Traitements chirurgicaux

Les recommandations internationales GOLD, mises à jour en 2011, confirment également l'importance de la spirométrie. Le DEP ne peut remplacer la spirométrie en raison principalement de sa faible spécificité (bonne sensibilité). La spirométrie reste donc la meilleure méthode objective et spécifique de mesure d'un syndrome obstructif. Pour le suivi d'un patient stable, il est recommandé de réaliser une spirométrie au moins une fois par an pour identifier les patients dont la fonction respiratoire décline rapidement. Lors d'une exacerbation, la spirométrie n'est pas recommandée [14].

Selon le guide de parcours de soins HAS 2012, le rythme des EFR doit être adapté à l'état clinique du patient. En cours d'évaluation, la fréquence de réalisation d'EFR n'est pour le moment pas précisée. Un suivi une fois par an pendant 3 années de suite pourrait permettre d'identifier les patients à risque de dégradation rapide de leur fonction respiratoire [15].

Enfin, le minispiromètre (modèles PIKO6 ou Néo6) est un outil de dépistage uniquement validé dans la BPCO. Il n'a pas de valeur diagnostique et ne saurait remplacer la spirométrie. En 2011, une étude française randomisée et contrôlée a montré une concordance moyenne de 56% (IC 95% : 0,38-0,65) pour le diagnostic de présence ou d'absence d'obstruction bronchique entre les mesures du VEMS par le Piko-6 en cabinet de médecine générale et la spirométrie en centres d'EFR [16]. Les auteurs attribuent notamment ces mauvais résultats à la difficulté de réaliser un contrôle qualité fiable avec un minispiromètre, faute d'un affichage de la courbe débit-volume.

En résumé, la spirométrie revêt une importance primordiale dans le diagnostic, le suivi, la sévérité et le traitement de l'asthme et de la BPCO. Le minispiromètre et le DEP peuvent être utiles mais ne remplacent pas cet examen.

C. Organisation de la spirométrie en France
1. Actuellement

En France, les spirométries sont actuellement réalisées par des pneumologues en ambulatoire, des services d'EFR (le plus souvent par des assistants formés), la médecine du travail et une minorité de médecins généralistes [17]. Il n'existe pas de données officielles disponibles sur l'utilisation de la spirométrie par les généralistes français mais il semblerait que celle-ci soit minime, probablement autour de 2%.

Comme nous l'avons vu dans les chapitres précédents, la spirométrie n'est pas suffisamment pratiquée pour le diagnostic et le suivi de l'asthme et de la BPCO. Ainsi, la prise en charge de ces patients par les médecins généralistes s'effectue le plus souvent sans connaître les principales valeurs spirométriques (VEMS et VEMS/CVF) et donc en contradiction avec les recommandations internationales.

Consciente de ce problème, la Direction Générale de la Santé (DGS) a lancé en 2005 un plan BPCO [1] où il est notamment recommandé l'utilisation de minispiromètres en médecine générale et le développement de la formation initiale et continue pour améliorer le sous-diagnostic et la prise en charge dans le cadre des recommandations officielles. Même si aucun bilan officiel de ce plan n'a été publié à ce jour, il semble que les mesures prises n'aient pas donné les résultats attendus. La DGS a également mis en place un plan asthme (2002-2005) pour favoriser la réalisation d'EFR dans le cadre du diagnostic et du suivi de la maladie [8]. Malheureusement, le bilan de ce plan montre que les objectifs de formation n'ont pas été atteints [9].

2. Dans le futur

Les projections de la démographie médicale en France à l'horizon 2030 n'incitent pas à l'optimisme pour trois raisons.

D'une part, le nombre de pneumologues diminuerait de 19,1% entre 2006 (2578) et 2030 (2085) alors que le nombre de médecins généralistes resterait stable (103 939 à 104 559) [18]. A système de santé comparable, l'accès aux EFR serait donc plus difficile.

D'autre part, la proportion de femmes médecins passerait de 39% (2006) à 50% en 2022 pour devenir majoritaire par la suite [18]. La féminisation entraînera un nombre non négligeable d'activité à taux réduit, voire d'arrêts précoces et définitifs d'activité. La pénurie de médecins et la non prise en compte de la féminisation de la profession médicale dans le calcul du numerus clausus risque de renforcer pendant de nombreuses années la difficulté d'accès aux soins et aux EFR.

Enfin, les prévalences de l'asthme et de la BPCO augmenteront en France et dans le monde [2, 7].

Dans le tableau ci-dessous, nous avons calculé le nombre de spirométries que devrait réaliser les pneumologues en tenant compte des recommandations internationales, du nombre de patients souffrant d'un asthme ou d'une BPCO et enfin de la démographie médicale. Toutes les données utilisées sont issues d'études officielles. Ne disposant pas de données précises sur le nombre de patients asthmatiques ou BPCO instables ou sous corticothérapie, nous avons considéré tous les patients comme stables et donc préconisé un suivi annuel de la spirométrie. Nous n'avons pas pris en compte dans ce calcul les autres indications d'EFR (bilan préopératoire, etc..), la réalisation de spirométrie par d'autres personnels médicaux et paramédicaux (médecins généralistes, médecins du travail, assistants) et le nombre de pneumologues à temps partiel ou qui ne pratiquent pas d'EFR.

Selon nos calculs, en 2006, chaque pneumologue aurait dû réaliser et/ou interpréter 2909 spirométries de patients asthmatiques ou BPCO par an, soit 12,1 examens quotidiens pendant 6 heures. Si l'on prend en compte les augmentations attendues des prévalences de l'asthme et de la BPCO couplées à la baisse du nombre de pneumologue, ce chiffre augmenterait en 2030 de 152 % pour atteindre 4556 spirométries par an, soit 19 examens quotidiens durant 9,5 heures.

Tableau III : Aperçu du nombre de spirométries par pneumologue pour les années 2006 et 2030.

		En 2006	En 2030
Nombre de pneumologues		2578	2085
Nombre de patients x le nombre moyen de spirométries par an nécessaires au suivi	Asthme	4,15 millions x 1 EFR	5 millions x 1 EFR
	BPCO	3,5 millions x 1 EFR	4,5 millions x 1 EFR
Nombre total de spirométries par an		7,65 millions	9,5 millions
Nombre de spirométries par pneumologue sur un an*		2909	4556 (+ 152%)
Nombre de spirométries par jour par pneumologue**		12,1	19
Temps consacré aux spirométries par pneumologue		6 heures par jour	9,5 heures par jour

* calcul sur une base de 239 jours travaillés (300 jours ouvrés moins 50 jours de congés et 11 jours fériés).
** durée totale d'un examen estimée à 30 minutes, épreuve de réversibilité comprise.

Ces résultats ont bien évidemment une portée symbolique mais ils permettent d'illustrer la nécessité de modifier l'accès à la spirométrie si l'on souhaite maintenir une prise en charge optimale des patients basée sur les recommandations internationales et sur l'Evidence Based Medicine (EBM).

Parmi les diverses pistes de réflexions évoquées [17, 19-21], il est souvent proposé de développer la formation des médecins généralistes à la spirométrie [21]. Cette idée s'intègre dans un projet global de transfert de compétences entre les professions médicales et vers les professions paramédicales. Ce projet nécessiterait de redéfinir le rôle de chacun dans la prise en charge de ces maladies. L'avis d'un pneumologue serait nécessaire pour les cas difficiles ou sévères, lors de la réalisation d'autres épreuves fonctionnelles respiratoires et pour discuter de la prise en charge au long cours.

Néanmoins, ce transfert de compétences pour qu'il soit accepté de tous impliquerait probablement une modification de la tarification actuelle des actes en médecine libérale. L'introduction d'un forfait pour la prise en charge globale d'un patient et d'une rémunération à la performance dans la nouvelle convention médicale (2011) pourrait aider au développement de la spirométrie en soins primaires [22]. A terme, la réalisation de spirométries pourrait s'intégrer dans le CAPI, rémunérations selon des objectifs de santé publique, crée en 2009 et intégré à la signature de la convention médicale depuis 2011. Depuis 2011 au Royaume Uni, les médecins généralistes sont davantage rémunérés si 40 à 80% des diagnostics de BPCO l'ont été avec une spirométrie incluant un test de réversibilité (+ 5 points, un point correspondant à 113,76 livres sterling) [23].

Parmi les autres pistes évoquées et utilisées avec succès dans d'autres pays, l'une d'entre elles consisterait à former des assistants (le plus souvent des infirmiers) pour la réalisation des spirométries. Dans ce cas, l'interprétation reste sous la responsabilité du médecin. L'organisation actuelle des soins primaires en France et notamment la pratique souvent isolée des médecins généralistes dans les cabinets rendrait selon nous difficile l'application de ce modèle. Cependant, le développement de maisons médicales pluridisciplinaires pourrait être une solution dans l'avenir.

17

D. La spirométrie en soins primaires
1. Faisabilité et impact sur la prise en charge

Ce point sera notamment étayé par une étude italienne publiée en 2005 et souvent citée comme référence [24].

Dans cette étude, 32785 patients, suspectés d'être atteints de problèmes respiratoires, ont été recrutés puis répartis au hasard dans 3 groupes de 8 médecins généralistes. Dans le groupe 1, les médecins généralistes ont bénéficié d'une formation axée sur les recommandations internationales (GOLD et GINA) et sur la spirométrie. Dans le groupe 2, les médecins généralistes ont uniquement bénéficié d'une formation aux recommandations internationales. Ils pouvaient demander l'avis d'un spécialiste quand ils l'estimaient nécessaire. Enfin, dans le groupe 3 ou groupe contrôle, les médecins généralistes n'ont reçu aucune formation et ont été encouragés à poursuivre leur prise en charge habituelle.

Les critères suivants ont été évalués : nombre de diagnostics d'asthme et de BPCO, nombre de spirométries réalisées par le groupe 1, nombre de traitements modifiés et nombre de diagnostics et de traitements confirmés par les spécialistes.

Dans le groupe 1, les diagnostics d'asthme et de BPCO ont été respectivement de 4,1 et 5,8%, ce qui correspond aux prévalences de ces maladies. Les diagnostics et traitements ont été confirmés respectivement dans 91,8 et 84,6% des cas par les spécialistes. Une spirométrie a été réalisé dans 65,7% des diagnostics d'asthme et de BPCO. La raison invoquée dans 100% des cas pour la non-réalisation d'une spirométrie fut le manque de temps. Dans 7,5% des cas, les patients ont été adressés à un pneumologue. Dans le groupe 2, la BPCO a été sous-estimée (1,5%) et l'asthme surestimé (5,7%). Une spirométrie n'a été prescrite que dans 7,5% des cas. Les diagnostics et traitements ont été confirmés par un pneumologue respectivement dans 75,8 et 70,5% des cas. Dans le groupe contrôle, l'asthme et la BPCO ont été sous-estimés. Une spirométrie a été prescrite dans 96,8% des cas. Les spécialistes ont confirmé le diagnostic et le traitement respectivement pour 27% et 33% des patients.

Cette étude montre, d'une part, la faisabilité de la spirométrie en soins primaires et d'autre part la capacité pour un généraliste formé de réaliser et d'interpréter des spirométries de bonne qualité. Enfin, il semble que le temps constitue le principal facteur limitant à l'utilisation de la spirométrie en soins primaires. On note toutefois le manque de précisions sur la formation reçue, la méthode de recrutement des médecins généralistes et la réalisation des spirométries.

Tableau III : Principaux résultats de l'étude italienne.

		Groupe formation théorique et pratique	Groupe formation théorique seule	Groupe contrôle	Total	p
Nombre de patients		11050	11040	10695	32785	
Nombre de diagnostics de BPCO		5,8% (637)	1,5% (162)	2,3% (250)	1049	p < 0,001 IC 99%
Nombre de diagnostics d'asthme		4,1% (454)	5,7% (624)	2% (217)	1295	p < 0,001 IC 99%
Spécialistes	% d'avis demandés	7,5%	7,8%	96,8%		
	% de diagnostics confirmés	91,8%	75,8%	27,2		
	% de traitements confirmés	84,6%	70,5%	33,3%		

IC : intervalle de confiance.

Dans une étude parue en 2007 aux USA (revue CHEST), 368 spirométries ont été réalisées durant six mois par 12 médecins généralistes sur 382 patients asthmatiques et BPCO [25]. Les généralistes ont été choisis au hasard parmi des médecins non utilisateurs de spirométries. Accompagné ou non d'un assistant, ils ont reçu une formation de deux jours avant cette étude. L'impact de la spirométrie sur la prise en charge des patients et la concordance d'interprétation des spirométries entre les spécialistes et les médecins généralistes ont été étudiés.

71% des spirométries réalisées par les assistants ou les médecins généralistes ont été jugées interprétables. 76% des interprétations des médecins généralistes étaient comparables à celles des spécialistes. Dans 48% des cas, la spirométrie a entraîné un changement de prise en charge. Dans 85% des cas, l'adaptation des traitements médicamenteux correspondait aux recommandations internationales.

De plus, une étude hollandaise, publiée en 2003, a comparé, durant deux années et sur des patients BPCO, la reproductibilité des mesures du VEMS et de la CVF réalisées en soins primaires par un personnel formé (assistants ou médecins généralistes) et des centres d'EFR lors du suivi à 1 et 2 ans [26]. Une mesure était jugée reproductible si elle comportait moins de 5% ou 200 ml de différence.

Les résultats montrent des taux similaires d'examens non reproductibles. A 1 an, 16% des tests étaient non reproductibles contre 18% en soins primaires. A 2 ans, 18% des tests étaient non reproductibles dans les deux groupes.

Enfin, une étude rétrospective hollandaise a analysé la qualité de 868 courbes débit-volume réalisées en soins primaires chez des patients asthmatiques à partir de 5 critères qualités définis par l'ATS (absence de toux, présence d'une expiration immédiate, complète, maximale et d'un débit expiratoire de pointe). Ces critères étaient tous présents dans 79% des cas [27].

2. Présentation succincte des différents appareils disponibles actuellement sur le marché et modalités pratiques d'utilisation

Le développement ces dernières années de spiromètres portatifs fiables à des prix raisonnables a été un élément primordial pour l'accès à la spirométrie en soins primaires et aux généralistes en particulier.

En 2011, la thèse du Dr CHABANON (Université de Brest) a comparé les différents appareils disponibles en soins primaires sur des critères issus de recommandations internationales (American Thoracic Society ou ATS, American Respiratory Society ou ARS [28], GOLD [20], National Lung Health Program ou NLHEP [29]). Ils comprenaient la simplicité d'utilisation (critère principal), la présence d'un logiciel de contrôle qualité des mesures effectuées, la mesure d'une obstruction bronchique (VEMS, CVF, VEMS/CVF), l'affichage des courbes débits-volume et temps-volume, l'exportation des données dans un format standardisé et la référence des valeurs normales [30]. Parmi les 35 modèles de spiromètres mentionnés, 15 ont été jugés simples d'utilisation. Le spiromètre le plus utilisé dans les études en soins primaires est le modèle EASYONE de la société Dyn'R (Suisse). Toutefois, ce modèle est d'un coût plus élevé (2500 euros) que d'autres appareils tels que Speedyn (Dyn'R, Suisse), Minispir, Spirobank et Spirobank office G (MIR, Italie) (à partir de 800 euros) qui sont validés par les sociétés savantes et offrent l'avantage de pouvoir se connecter directement à un ordinateur.

Actuellement, on trouve sur le marché des appareils abordables, fiables et simples d'utilisation. La calibration quotidienne n'est plus nécessaire, les appareils étant équipés d'un étalonnage automatique. Il est cependant recommandé de réaliser régulièrement un contrôle qualité sur une personne dont la fonction respiratoire est connue pour s'assurer du bon fonctionnement de l'appareil. De plus, l'acceptabilité et la reproductibilité du test réalisé, définies selon des critères internationaux (ATS, European Respiratory Society ou ERS), sont souvent évaluées par l'appareil lui-même. Néanmoins, ces critères nous semblent indispensables à connaître. Ils permettent au praticien d'analyser et de corriger ses erreurs.

L'acte est côté par la sécurité sociale à 37,88€, test de réversibilité compris (GLQP012 GERD001).

Le manque de temps des praticiens est souvent évoqué comme étant le facteur limitant au développement de la spirométrie en soins primaires [24]. Chaque examen comporte un premier test suivi 15 minutes plus tard d'un second test, dit test de réversibilité. Ainsi, un examen global dure environ 20 à 30 minutes. Le médecin pourrait recevoir un second patient pendant cet intervalle de temps tandis que le premier attendrait dans la salle d'attente. Néanmoins, dans certains cas, l'explication, la réalisation et l'interprétation des tests respiratoires peuvent s'avérer plus difficiles et allonger le temps de consultation. L'arrivée de la spirométrie dans les cabinets de médecine générale imposerait donc nécessairement un ajustement dans l'organisation du cabinet.

3. Utilisation de la spirométrie (en Europe et dans le monde)

L'usage de la spirométrie en soins primaires est répandu dans de nombreux pays.

En 2011, à l'Université de Brest, le Dr GALLIOU a soutenu sa thèse sur la formation des médecins généralistes à la pratique de la spirométrie en France [31]. Dans un premier temps, il a recensé le taux de possession de spiromètres dans les cabinets de médecine générale ainsi que le pourcentage d'examens réalisés par les médecins (cf. tableau V). Malheureusement, aucune étude française n'a été répertoriée dans cette étude.

Deux points importants ressortent de ce travail :

- Le taux de possession d'un spiromètre varie de 20% à 90% selon les pays. Ce résultat, probablement nettement supérieur à celui existant en France, illustre tout de même une grande diversité dans l'utilisation de cette technique entre les pays.
- Les mesures sont réalisées en majorité par des assistants formés qui sont pour la plupart des infirmiers.

Tableau IV : Taux de possession de spiromètres en soins primaires. Thèse du Dr GALLIOU (Université de Brest, 2011).

Pays et année de l'étude	Taux de possession d'un spiromètre	Personnel médical réalisant la spirométrie
Espagne (2006) [32]	91%	Infirmiers (94%)
Espagne (2009) [33]	50%	
Australie (2006) [34]	64,2%	Infirmiers (64%) Médecins généralistes (58%)
Royaume Uni (2005) [35]	82,4%	Infirmiers (>50%) Médecins généralistes (30%)
Royaume Uni (2005) [36]	93%	
Belgique (2006) [37]	38%	
Pays Bas (2003) [38]	65%	
Norvège (2010) [39]	91%	Infirmiers (66%)
Danemark (2007) [40]	86%	
USA (2003) [41]	43%	
USA (2005) [42]	66%	Infirmiers (>50%)
USA (2005) [43]	52%	

E. Importance et besoin de formation à la spirométrie
1. Importance d'une formation de qualité

En 2007, une étude espagnole a porté sur le suivi de 2130 patients BPCO dans 251 cabinets de soins primaires choisis au hasard [44].

Des tests spirométriques ont été pratiqués sur 58% des patients (1243). Un test de réversibilité a été pratiqué dans seulement 31,8% des cas. 43% des spirométries réalisées aboutissaient à des résultats non plausibles pour le VEMS et la CVF. Enfin, des pourcentages significatifs de patients au stade II (23%), au stade III (50%) et au stade IV (67%) de la classification GOLD recevaient un traitement en désaccord avec les recommandations internationales.

Ces résultats démontrent l'impérieuse nécessité de former les praticiens à l'usage et à l'interprétation des spirométries.

2. Présentation du projet ESDL

Pour lutter contre la sous-utilisation et améliorer la qualité de réalisation et d'interprétation des spirométries, l'ERS a lancé en 2008 un projet de création d'un brevet européen de formation [45].

Les recommandations pour la certification du programme européen de formation à la spirométrie ont été publiées en 2010. Elles préconisent une formation comprenant 8 modules et répartie en deux parties (cf. annexe 3). Ce projet a pour but d'harmoniser à l'échelle européenne la formation pour des personnels médicaux et paramédicaux amenés à pratiquer la spirométrie.

Selon nous, deux inconvénients apparaissent :

- Le caractère obligatoire de ce certificat pourrait être un frein au développement de la spirométrie en soins primaires. En Belgique, les médecins généralistes sont tenus de suivre une formation pour être autorisés à pratiquer une spirométrie [46]. Actuellement, en France, il n'est pas nécessaire de fournir de certificat d'aptitude. Tout médecin qui achète un appareil peut donc l'utiliser sans justifier d'aucune formation.
- Ce certificat pourrait être mieux adapté aux besoins de formation des médecins généralistes. En effet, ce document s'adresse à tous ceux qui envisagent d'utiliser une spirométrie sans différencier les soins primaires du milieu hospitalier et le spécialiste du médecin généraliste.

La formation d'un médecin généraliste devrait selon nous être centrée sur deux points indispensables :

- La réalisation d'une spirométrie acceptable et reproductible.
- L'interprétation des mesures utiles à la recherche d'un syndrome obstructif, la différentiation entre un asthme et une BPCO et le suivi (le VEMS, la CVF, le VEMS/CVF et la réversibilité).

En cas de déclin rapide du VEMS, à partir d'un stade défini de BPCO (stade sévère par exemple) ou lors d'une suspicion de syndrome restrictif, il serait alors convenu d'en référer à un pneumologue. Une formation moins ambitieuse destinée aux soins primaires permettrait une utilisation plus répandue de la spirométrie et donc de lutter plus efficacement contre le sous diagnostic, le manque de suivi, l'adaptation des traitements selon le stade de gravité et les recommandations officielles.

3. La formation actuelle à la spirométrie en soins primaires
a. Formation initiale

Au cours du deuxième cycle universitaire, la formation concernant l'asthme et la BPCO a pour objectif de :

- Diagnostiquer,
- Identifier les situations d'urgence et planifier la prise en charge du patient,
- Argumenter l'attitude thérapeutique et planifier le suivi du patient,
- Décrire les principes de la prise en charge au long cours.

Toutefois, la réalisation pratique d'un test spirométrique n'est pas explicitement formulée dans le programme, à l'inverse de l'électrocardiographie (ECG). Seule l'interprétation d'une spirométrie est enseignée.

Au cours du DES de médecine générale, l'acquisition des connaissances définies par le CNGE (Collège national des généralistes enseignants) s'articulent autour de 5 points (figure 1) [47]:

- Soins de premiers secours. Gestion de l'incertitude et de l'urgence.
- Prise en charge globale d'un patient.
- Assurer la continuité des soins.
- Relation médecin-malade. Approche centrée sur le patient.
- Dépistage. Education en santé. Prévention individuelle et collective.

Il nous semble que l'utilisation de la spirométrie pourrait s'inclure dans l'item consacré à la prise en charge globale. Nous n'avons pas recensé tous les enseignements pratiques relatifs à la spirométrie dispensés dans l'ensemble des facultés françaises. De façon générale, des cours sur l'asthme et la BPCO figurent au programme de nombreuses universités lors du troisième cycle mais peu d'entre elles proposent une formation dédiée à la réalisation pratique d'une spirométrie.

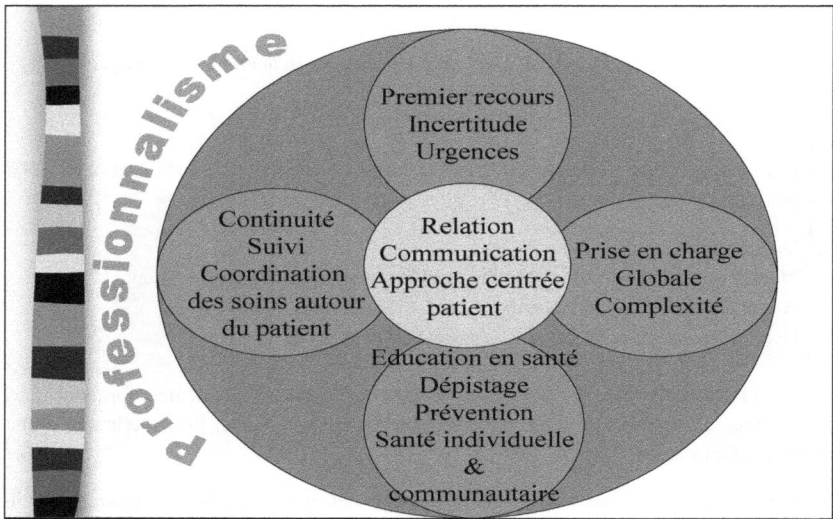

Figure 1 : Principes de la formation en médecine générale.

b. Formation continue

D'après nos recherches, il apparait que peu de formations médicales continues relatives à la réalisation pratique d'une spirométrie existent en France. En revanche, de nombreuses formations théoriques sur l'asthme et la BPCO incluant l'interprétation possible de courbes débit-volume sont proposées.

F. Question de recherche

Le développement en France de la spirométrie en médecine générale induit le problème de la formation des internes de médecine générale. Ainsi, nous avons souhaité, dans ce travail, analyser les connaissances théoriques et pratiques relatives à la spirométrie des internes en fin de DES de médecine générale, ainsi que leurs souhaits de se former et d'utiliser la spirométrie.

II. Méthode

A. Description de l'étude

Cette étude observationnelle, descriptive et transversale a été réalisée du 1er février au 1er avril 2012 auprès de 29 départements universitaires français de médecine générale. Un premier questionnaire a été mis en ligne et testé par 20 internes de la faculté Paris Descartes. Leurs remarques ont permis d'apporter quelques modifications au questionnaire dont la version finale comportait 22 questions (cf. annexe 1).

Nous avons ensuite demandé au secrétariat des facultés, après accord du département universitaire, d'envoyer à trois reprises aux promotions d'internes un mail contenant un lien internet vers le questionnaire en ligne. Leurs réponses étaient anonymes. Les adresses mails des internes ne nous ont pas été communiquées.

Enfin, une mini-enquête comportant 5 questions a été envoyée aux non-répondeurs à une seule reprise (cf. annexe 2) par les secrétariats des facultés concernés. Ce second questionnaire devait permettre d'évaluer l'extrapolabilité des résultats.

B. Critères d'inclusion et d'exclusion

Les participants à cette étude étaient des internes de médecine générale français, sans limite d'âge, homme ou femme, inscrit en TCEM3, en attente de validation ou ayant validé le DES de médecine générale.

Les internes, qui envisageaient de consacrer moins d'un tiers de leur activité professionnelle à la médecine générale dans les dix prochaines années, ont été exclus de cette enquête (cf. question 21 de l'annexe 1).

C. Critères de jugement principal et secondaires

Le critère de jugement principal portait sur les connaissances théoriques et pratiques nécessaires à l'utilisation de la spirométrie et en accord avec les recommandations officielles [12-14, 28, 29, 45, 50]. L'évaluation des connaissances (4 items pratiques et 4 items théoriques) a permis un regroupement des internes en quatre groupes :

Groupe 1 : Connaissances théoriques et pratiques satisfaisantes.

Groupe 2 : Connaissances théoriques satisfaisantes.

Groupe 3 : Connaissances pratiques satisfaisantes.

Groupe 4 : Connaissances théoriques et pratiques non satisfaisantes.

Les connaissances ont été jugées satisfaisantes si l'interne estimait avoir au moins trois réponses positives sur quatre, avec obligatoirement parmi celles-ci la question n°3.

Connaissances théoriques :

1 Connaissez-vous les principales indications de la spirométrie en médecine générale ?

- Indications : diagnostic d'un trouble ventilatoire obstructif, diagnostic différentiel et suivi d'un asthme ou d'une BPCO.

2 Connaissez-vous les principales contre-indications à la réalisation d'une spirométrie ?

- Contre-indications : pneumothorax récent, hémoptysie, tuberculose bacillifère, crise d'asthme sévère, infarctus du myocarde récent, ponction ou biopsie pleurale récentes, absence de collaboration du patient, pneumopathie infectieuse.

3 Etes-vous capable d'analyser les principaux éléments des courbes débit-volume et temps-volume utiles en médecine générale ?

- Principaux éléments : VEMS, VEMS/CVF, DEP, CVF, Réversibilité.

4 Etes-vous capable une fois la spirométrie réalisée et analysée de poursuivre la prise en charge (bilan et traitement) avant ensuite si nécessaire de demander un avis ?

Connaissances pratiques :

1 Savez-vous qu'il faut enregistrer dans l'appareil le sexe, l'âge, la taille, le poids et l'origine ethnique pour l'interprétation de la CVF avant la réalisation du test ?

2 Connaissez-vous les manœuvres respiratoires à expliquer au patient ?

- Manœuvres : Tête légèrement relevée et muni d'un pince nez, enserrer l'embout avec les lèvres puis réaliser au moins trois cycles comprenant une inspiration maximale et rapide, suivie sans pause, d'une expiration aussi vite et aussi longtemps que possible.

3 Connaissez-vous les critères d'acceptabilité et de reproductibilité d'une spirométrie ?

- Examen non acceptable en cas de toux, d'un effort non maximal ou à glotte fermée, d'une expiration trop courte ou non maximale, d'une fuite d'air ou d'une obstruction de l'embout.
- Examen non reproductible si les deux meilleures valeurs du VEMS ou de la CVF diffèrent de plus de 150 ml.

4 Savez-vous réaliser un test de réversibilité ?

- Nouvel examen 15 minutes après 4 bouffées de salbutamol ou 30 minutes après 4 bouffées d'ipatropium.

L'étude comportait 3 critères de jugement secondaires :

1 Les internes jugent-ils nécessaire l'apprentissage de la spirométrie lors du DES de médecine générale ?

2 Les internes envisagent-ils d'utiliser la spirométrie dans leur future pratique ?

3 Les internes sont-ils favorables à l'instauration pendant l'internat d'un certificat d'aptitude à la spirométrie, non obligatoire pour la validation du DES médecine générale, mais nécessaire à l'utilisation de la spirométrie ?

D. Variables explicatives

Les six variables explicatives suivantes ont été choisies pour tenter de décrire les populations au sein de chaque groupe.

1. Le sexe.
2. L'attirance pour la réalisation de gestes. Un interne était considéré comme attiré par la réalisation de gestes s'il envisageait d'utiliser au moins 2 gestes parmi l'ECG, le frottis cervico-vaginal (FCV), l'infiltration et les points de sutures.
3. La sensibilité personnelle à l'asthme ou à la BPCO. L'interne avait-il des antécédents personnels, familiaux ou un proche atteint de ces maladies ?
4. L'accessibilité aux EFR. Le lieu d'exercice envisagé par l'interne était-il proche d'un centre d'explorations fonctionnelles respiratoires ?
5. La réalisation d'un stage en pneumologie ou au sein d'un service à forte activité de pneumologie lors du 3ème cycle.
6. La ou les méthodes pédagogiques utilisées pour les formations pratiques et théoriques : en petit groupe (GEP, etc…), lors d'un travail personnel pour le DES (RSCA/traces d'apprentissage), lors d'un cours magistral, lors d'un stage ambulatoire ou hospitalier.

E. Calcul de la taille de l'échantillon

Pour déterminer la taille de l'échantillon, nous avons anticipé la répartition suivante des internes :

- Groupe 1 : 10%
- Groupe 2 : 30%
- Groupe 3 : 10%
- Groupe 4 : 50%

L'objectif de taux de réponses était de 40 %. Nous pensions devoir exclure 10% des internes. Les risques de première espèce et deuxième espèce ont été respectivement fixés à 5% et 20%. Dans le tableau ci-dessous, figurent les proportions envisagées des différentes variables explicatives ainsi que le nombre de sujets nécessaires par groupe. Le calcul a été réalisé sur le site biostat TGV en comparaison bilatérale de deux proportions binominales par la méthode Arcsin approximation.

Tableau V : Proportions envisagées des différentes variables explicatives et nombre de sujets nécessaires par groupe.

Variables explicatives		Proportions envisagées dans les groupes	Résultats
Sexe	Masculin	Groupe 1 : 0,4 Groupe 4 : 0,2	Nombre total de sujets : 160 Groupe 1 : 80 Groupe 4 : 80
	Féminin	Groupe 1 : 0,6 Groupe 4 : 0,8	Nombre total de sujets : 160 Groupe 1 : 80 Groupe 4 : 80
Attirance pour les gestes		Groupe 1 : 0,9 Groupe 4 : 0,6	Nombre total de sujets : 60 Groupe 1 : 30 Groupe 4 : 30
Stage en pneumologie		Groupe 1 : 0,4 Groupe 4 : 0,2	Nombre total de sujets : 160 Groupe 1 : 80 Groupe 4 : 80
Sensibilité personnelle		Groupe 1 : 0,6 Groupe 4 : 0,2	Nombre total de sujets : 44 groupe 1 : 22 groupe 4 : 22
Formation	Théorique	Groupe 2 : 0,7 Groupe 4 : 0,2	Nombre total de sujets : 28 Groupe 2 : 14 Groupe 4 : 14
	Pratique	Groupe 3 : 0,8 Groupe 4 : 0,1	Nombre total de sujets: 12 groupe 3 : 6 groupe 4 : 6

Ainsi, afin d'obtenir un effectif de 80 personnes dans le groupe 1, dont la proportion estimée dans l'ensemble de l'étude était de 10%, il était nécessaire de recevoir 800 réponses au questionnaire. En intégrant les 10% d'internes à exclure, il nous fallait obtenir 880 réponses. Le taux de réponse envisagé étant de 40%, au moins 2200 mails devaient donc être envoyés.

F. Analyse statistique

Les données manquantes ont été exclues. L'analyse a été effectuée à l'aide du logiciel SPSS version 17.0. Nous avons tout d'abord regroupé les internes en 4 groupes de connaissances (connaissances théoriques et pratiques satisfaisantes, connaissances théoriques satisfaisantes, connaissances pratiques satisfaisantes et connaissances théoriques et pratiques non satisfaisantes), puis calculé pour chaque groupe des fréquences sur les critères de jugements et les variables explicatives. Ensuite les groupes ont été comparés à l'aide d'un test du Chi2 sur les critères de jugements principal et secondaires. Enfin, nous avons recherché des variables associées à des connaissances théoriques et pratiques satisfaisantes. Pour cela, nous avons tout d'abord réalisé une analyse bivariée. Les variables ayant une valeur de p inférieure à 0,1 et jugées pertinentes ont été incluses dans un modèle multivarié où le groupe connaissances théoriques et pratiques satisfaisantes a été comparé à tous les autres réunis.

III. Résultats

A. Schéma de l'étude, taux de réponses et description de la population
1. Schéma de l'étude et taux de réponses

Toutes les facultés de médecine générale françaises ont été contactées. 29 départements universitaires sur les 37 existants (78%) ont accepté de relayer le questionnaire aux internes. Comme escompté dans le schéma de l'étude, 76% des facultés (22) ont transmis à leurs internes respectifs le questionnaire principal à trois reprises et la mini-enquête une seule fois. Parmi les 7 autres facultés, 3 ont relayé par deux fois le questionnaire principal sans la mini-enquête, 3 autres ont relayé une fois le questionnaire principal et la mini-enquête et 1 département universitaire a relayé une seule fois le questionnaire principal. Le nombre de réponses pour chaque faculté est reporté dans le tableau VII.

Au final, 1530 internes ont répondu au questionnaire pour 3554 mails envoyés, soit un taux de réponse de 42,8%. 10 réponses incomplètes ont été retirées et 259 autres (16,9%) ont été écartées de l'étude selon les critères d'exclusion définis dans la méthode. L'analyse a donc porté sur 1261 réponses.

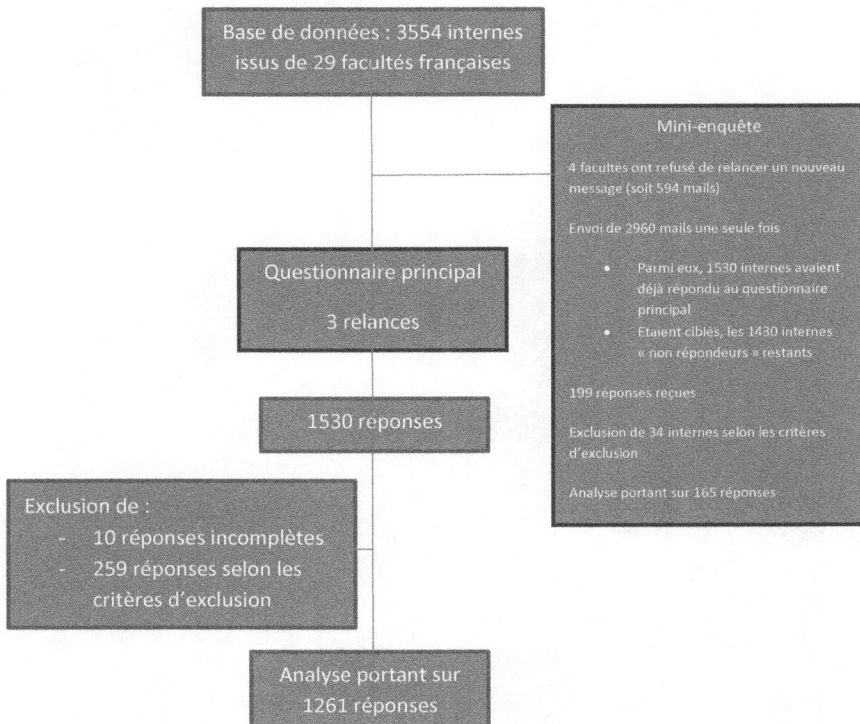

Figure 2 : Schéma de l'étude.

Tableau VI : Ensemble des résultats de l'étude.

Questions			Total (n = 1261)	Groupe 1 Théoriques + pratiques satisfaisantes (n = 54 soit 4,3%)	Groupe 2 Théoriques satisfaisantes (n = 444 soit 35,2%)	Groupe 3 Pratiques satisfaisantes (n = 68, soit 5,4%)	Groupe 4 Théoriques et pratiques non satisfaisantes (n = 803, soit 63,7%)
Sexe	Homme		24,5% (309)	46,3% (25)	31,3% (139)	39,7% (27)	20,9% (168)
	Femme		75,5% (952)	53,7% (29)	68,7% (305)	60,3% (41)	79,1% (635)
	P			0,0002	NS	0,02	
Moyenne d'âge en années (NS)			27,9	27,7	27,8	27,7	27,9
Stade du DES (NS)	Internes en TCEM3 ou en attente de validation du DES		85,6% (1079)	87% (47)	86,9% (386)	85,3% (58)	85% (684)
	Internes dont le DES est validé		14,4% (182)	13% (7)	13,1% (58)	14,7% (10)	15% (121) + 2
Jugez-vous nécessaire l'apprentissage de la spirométrie au cours du DES de médecine générale ? Réponse oui à (NS)			62,9% (793)	66,7% (34)	61,3% (272)	67,6% (46)	64,9% (521)
Envisagez-vous d'utiliser dans votre pratique au moins deux gestes parmi l'électrocardiographie, le frottis cervico-vaginal, l'infiltration intra articulaire et les points de suture ? Réponse oui à (NS)			97,9% (1235)	100% (54)	98,2% (436)	100% (68)	97,8% (785)
Envisagez-vous d'utiliser dans votre pratique la spirométrie ? Réponse oui à			27,8% (350)	57,4 % (31) P < 0,0001	32,7% (145) NS	54,4% (37) P < 0,0001	24,8% (199)
Connaissez-vous les principales indications de la spirométrie en médecine générale ? Réponse oui à			84,7% (1068)	100% (54)	98,9% (439)	94,1% (64)	77,1% (619)
Connaissez-vous les principales contre-indications à la réalisation d'une spirométrie ? Réponse oui à			23,8% (300)	50% (27)	43,9% (195)	47,1% (32)	12,4% (100)
Etes-vous capable d'analyser les principaux éléments des courbes débit-volume et temps-volume utiles en médecine générale ? Réponse oui à			54,3% (685)	100% (54)	100% (444)	86,8% (59)	29,4% (236)

Question					
Etes-vous capable une fois la spirométrie réalisée et analysée de poursuivre la prise en charge (bilan et traitement) avant ensuite si nécessaire de demander un avis ? Réponse oui à	50,2% (635)	88,9% (48)	86,7% (385)	76,5% (52)	30,4% (244)
Savez-vous qu'il faut enregistrer dans l'appareil le sexe, l'âge, la taille, le poids et l'origine ethnique pour l'interprétation de la CVF (capacité vitale forcée) avant la réalisation du test ? Réponse oui à	33,1% (417)	75,9% (41)	43,5% (193)	75% (51)	26,6% (214)
Connaissez-vous les manoeuvres respiratoires à expliquer au patient ? Réponse oui à	24,7% (312)	96,3% (52)	37,6% (167)	97,1% (66)	16,3% (131)
Connaissez-vous les critères d'acceptabilité et de reproductibilité d'une spirométrie ? Réponse oui à	8,2% (104)	100% (54)	15,5% (69)	100% (68)	2,6% (21)
Savez-vous réaliser un test de réversibilité ? Réponse oui à	30,5% (385)	87% (47)	43% (191)	85,3% (58)	22,8% (183)
Etes-vous atteint ou comptez-vous parmi vos proches (amis et famille proches) une personne asthmatique ou BPCO ? réponse oui à (NS)	37,8% (477)	46,3% (25)	41,4% (184)	42,6% (29)	36% (289)
Aurez-vous accès à des explorations fonctionnelles respiratoires proches de votre lieu d'exercice ? (NS) — Oui	36,1% (455)	41,8% (23)	37,8% (168)	42% (29)	34,8% (281)
Non	5,2% (66)	7,3% (4)	4% (18)	5,8% (4)	5,9% (48)
Je ne sais pas	59,2% (746)	50,9% (28)	58,2% (259)	52,2% (36)	59,3% (479)
Remarque : 6 internes ont répondu plusieurs fois à cette question.	1267	55(+1)	445(+1)	69(+1)	808(+5)
Avez-vous effectué au moins un stage au sein d'un service de pneumologie ou avec une forte activité de pneumologie lors de votre troisième cycle ? Réponse oui à	22,4% (282)	57,4% (31)	34,2% (152)	48,5% (33)	15,9% (128)
	P < 0,0001	P < 0,0001	P = 0,003	P < 0,0001	
Formation pratique lors du troisième cycle — En petit groupe d'étudiants : groupe d'échanges de pratique ou autres (NS)	3,6% (46)	9,3% (5)	5,2% (23)	7,4% (5)	2,9% (23)
Lors d'un travail personnel pour le DES : trace d'apprentissage, Récits de situation complexes et authentiques ou autres (NS)	0,6% (8)	1,9% (1)	0,9% (4)	2,9% (2)	0,4% (3)
Lors d'un stage ambulatoire (NS)	5,9% (74)	13% (7)	8,1% (36)	11,8% (8)	4,6% (37)
Lors d'un stage hospitalier	11,7% (148)	44,4% (24)	21,8% (97)	41,2% (28)	5,8% (47)
	P < 0,0001	P < 0,0001	P < 0,0001	P < 0,0001	
Lors d'un cours "magistral en amphithéâtre" à la faculté	4,2%	9,3%	5,4%	11,8%	3,2%

	(53)	(5)	(24)	(8)	(26)
aucune formation pratique (NS)	77,6% (978)	35,2% (19)	64,9% (288)	38,2% (26)	85,1% (683)
		P < 0,0001	P = 0,001	P < 0,0001	
En petit groupe d'étudiants : groupe d'échanges de pratique ou autres (NS)	4,6% (58)	9,3% (5)	7% (31)	7,4% (5)	3,4% (27)
Lors d'un travail personnel pour le DES : trace d'apprentissage, Récits de situation complexes et authentiques ou autres (NS)	1,6% (20)	3,7% (2)	2% (9)	2,9% (2)	1,4% (11)
Formation théorique lors du troisième cycle — Lors d'un stage ambulatoire (NS)	1,8% (23)	9,3% (5)	2,7% (12)	8,8% (6)	1,3% (10)
Lors d'un stage hospitalier	10,4% (131)	31,5% (17)	17,6% (78)	26,5% (18)	6,5% (52)
		P < 0,0001	P = 0,03	P = 0,0005	
Lors d'un cours "magistral en amphithéâtre" à la faculté (NS)	11% (139)	5,6% (3)	10,6% (47)	10,3% (7)	11% (88)
Aucune	74% (937)	46,3% (25)	66,7% (296)	48,5% (33)	78,8% (633)
		P < 0,0001	P = 0,055	P < 0,0001	
Seriez-vous favorable à l'instauration pendant l'internat d'un certificat d'aptitude à la spirométrie non obligatoire pour la validation du DES de médecine générale mais nécessaire à l'utilisation de la spirométrie ? Réponse oui à	78,7% (992)	68,5% (37)	77% (342)	67,6% (46)	81,1% (651)
		P = 0,04	NS	P = 0,03	

NS : Résultats non significatifs.

32

Tableau VII : Liste des facultés ayant participé à l'étude, nombre de mails envoyés et nombre de réponses incluses.

Facultés	Nombre de mails envoyés	Nombre d'envois du questionnaire principal	Nombre d'envois de la mini-enquête	Nombre de réponses complètes obtenues sur le questionnaire principal (après exclusion)
Angers	105	3	1	46
Antilles Guyane	60	3	1	35
Amiens	270	1	0	50
Besançon	171	2	0	58
Brest	103	2	0	42
Caen	133	3	1	34
Clermont-Ferrand	108	3	1	36
Dijon	74	3	1	37
Grenoble	114	3	1	50
Lille FLM*	55	3	1	72
Lille II	391	1	1	
Limoges	45	3	1	28
Lyon Est/Sud	37	3	1	29
Marseille-Aix	126	3	1	44
Montpellier Nîmes	170	3	1	81
Nantes	65	1	1	20
Nice	110	2	0	29
Paris Descartes	250	3	1	120
Paris Diderot	60	3	1	23
Paris Est Créteil	114	3	1	31
PIFO**	100	3	1	43
Poitiers	124	1	1	27
Reims	82	3	1	25
Rennes	149	3	1	62
Rouen	53	3	1	20
St Etienne	75	3	1	17
Strasbourg	139	3	1	52
Toulouse	284	3	1	130
Tours	47	3	1	20
Total	3554			1261

*FLM : Faculté Libre de Médecine. **PIFO : Faculté de médecine Paris Ile de France Ouest.

2. Description de la population.

L'âge moyen des internes était de 27,9 ans et la répartition selon le sexe était de 75,5% pour les femmes et 24,5% pour les hommes. 14,4% des internes interrogés venaient de valider leur DES et 85,6% étaient en TCEM3 ou en attente de validation du DES. L'âge moyen et le stade du DES étaient similaires entre les différents groupes.

Tableau VIII : Description de la population selon les groupes.

		Total	Groupe 1	Groupe 2	Groupe 3	Groupe 4
Sexe	Homme	24,5% (309)	46,3% (25)	31,3% (139)	39,7% (27)	20,9% (168)
	Femme	75,5% (952)	53,7% (29)	68,7% (305)	60,3% (41)	79,1% (635)
			p = 0,0002	NS	NS	
Age moyen (en années)		27,9	27,7	27,8	27,7	27,9
Niveau d'étude en troisième cycle (NS)	En TCEM3 ou en attente de validation du DES	85,6% (1079)	87% (47)	86,9% (386)	85,3% (58)	85% (683)
	DES validé	14,4% (182)	13% (7)	13,1% (58)	14,7% (10)	15% (120)

NS : Résultats non significatifs.

B. Résultats relatifs au critère de jugement principal
1. Hors-classement par groupe

Excepté les réponses relatives aux indications de la spirométrie (84,7%), aucune des autres connaissances testées n'a recueilli plus de 60%. Les connaissances théoriques étaient en moyenne mieux connues que les connaissances pratiques (53,3% vs 24,1%). Parmi les connaissances théoriques, les contre-indications restaient la connaissance la moins bien maîtrisée par les internes (23,8%). Parmi les connaissances pratiques, seuls 8% des internes connaissaient les critères d'acceptabilité et de reproductibilité. Les autres connaissances pratiques (manœuvres respiratoires, test de réversibilité et configuration de l'appareil) étaient connues respectivement par 24,7, 30,5 et 33,1% des internes.

Tableau IX : Résultats relatifs aux connaissances théoriques et pratiques (hors classement par groupe).

Connaissances	Réponses oui à
Connaissez-vous les principales indications de la spirométrie en médecine générale ?	84,7% (1068)
Connaissez-vous les principales contre-indications à la réalisation d'une spirométrie ?	23,8% (300)
Etes-vous capable d'analyser les principaux éléments des courbes débit-volume et temps-volume utiles en médecine générale ?	54,3% (685)
Etes-vous capable une fois la spirométrie réalisée et analysée de poursuivre la prise en charge (bilan et traitement) avant ensuite si nécessaire de demander un avis ?	50,2% (635)
Savez-vous qu'il faut enregistrer dans l'appareil le sexe, l'âge, la taille, le poids et l'origine ethnique pour l'interprétation de la CVF avant la réalisation du test ?	33,1% (417)
Connaissez-vous les manœuvres respiratoires à expliquer au patient ?	24,7% (312)
Connaissez-vous les critères d'acceptabilité et de reproductibilité d'une spirométrie ?	8,2% (104)
Savez-vous réaliser un test de réversibilité ?	30,5% (385)

Tableau X : Connaissances théoriques et pratiques regroupées (hors classement par groupe).

	Moyenne
Connaissances théoriques	53,3 %
Connaissances pratiques	24,1 %
	P < 0,0001

2. Répartition par groupe

Deux tiers des internes ont des connaissances non satisfaisantes (63,7%). Seulement 4,3% des internes estimaient posséder simultanément les connaissances pratiques et théoriques. Enfin, les connaissances théoriques semblent mieux connues que les connaissances pratiques avec respectivement 35,2 % et 5,4 %.

La figure 1 présente la répartition des internes selon les groupes. Les internes du groupe connaissances théoriques et pratiques figuraient également dans les groupes connaissances théoriques et connaissances pratiques. Enfin, mentionnons que seulement 14 des 68 internes du groupe connaissances pratiques n'étaient pas présents dans le groupe connaissances théoriques.

Tableau XI : Répartition par groupes.

Groupes	Répartition
Groupe 1 : Connaissances théoriques et pratiques satisfaisantes	4,3% (54)
Groupe 2 : Connaissances théoriques satisfaisantes	35,2% (444)
Groupe 3 : Connaissances pratiques satisfaisantes	5,4% (68)
Groupe 4 : Connaissances non satisfaisantes	63,7% (803)

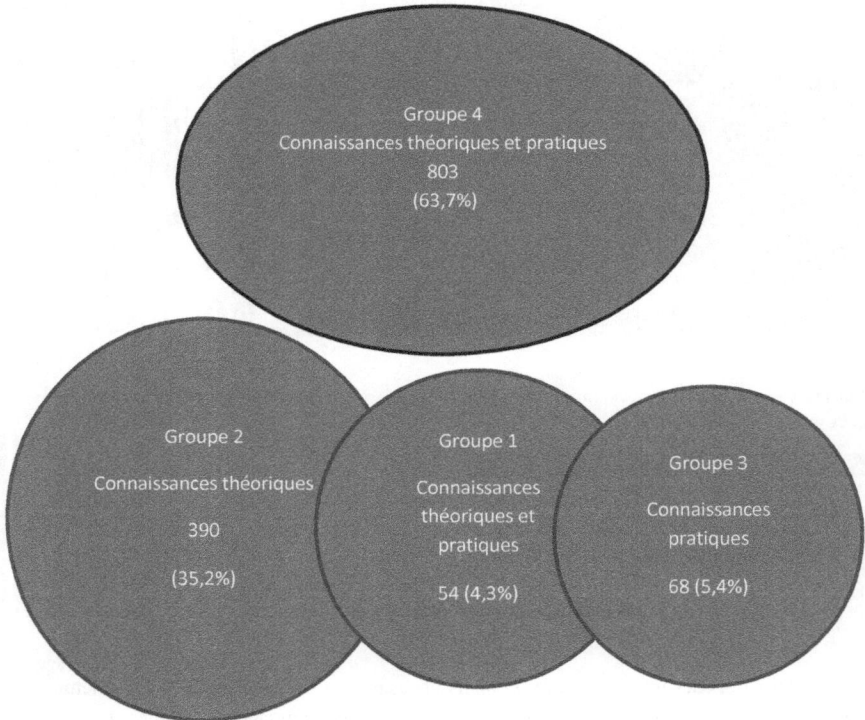

Groupe 4
Connaissances théoriques et pratiques
803
(63,7%)

Groupe 2

Connaissances théoriques

390

(35,2%)

Groupe 1

Connaissances
théoriques et
pratiques

54 (4,3%)

Groupe 3

Connaissances
pratiques

68 (5,4%)

Figure 3 : Répartition de la population.

3. Répartition selon les facultés

Les facultés de Dijon et Clermont-Ferrand ont respectivement 13,5% (p = 0,02) et 11,1% (p = 0,1) de leurs internes dans le groupe connaissances théoriques et pratiques satisfaisantes.

Tableau XII : Répartition des internes du groupe connaissances théoriques et pratiques satisfaisantes (groupe 1) selon les facultés.

Facultés	Nombre d'internes dans le groupe 1	Taux d'internes dans le groupe 1
Aix-Marseille	3/44	6,8%
Amiens	2/46	4,3%
Antilles Guyane	1/35	2,9%
Besançon	4/58	6,9%
Brest	2/42	4,8%
Caen	1/34	2,9%
Clermont-Ferrand	4/36	11,1%
Créteil	1/31	3,2%
Dijon	5/37	13,5%
Grenoble	2/50	4%
Lille	1/72	1,4%
Limoges	2/28	7,1%
Montpellier-Nîmes	2/81	2,5%
Nantes	2/20	10%
Paris Descartes	6/120	5%
Paris Diderot	1/23	4,4%
PIFO	3/43	7%
Poitiers	1/27	3,7%
Rennes	1/62	1,6%
Strasbourg	5/52	9,6%
Toulouse	5/130	3,8%
Moyenne nationale	54/1261	4,3%

C. Résultats relatifs aux critères de jugement secondaires

Indépendamment de leur appartenance à un groupe, deux tiers des internes ont jugé nécessaire l'apprentissage de la spirométrie au cours du DES de médecine générale.

Seulement 27,8% envisageaient d'utiliser la spirométrie dans l'avenir. Ce pourcentage augmentait significativement dans les groupes 1 (théoriques et pratiques) et 3 (pratiques) pour atteindre respectivement 57,4% (p < 0,0001) et 54,4% (p < 0,0001).

Enfin, plus de 4 internes sur 5 étaient globalement favorables à l'instauration pendant l'internat d'un certificat d'aptitude à la spirométrie, non obligatoire pour la validation du DES de médecine générale, mais nécessaire à l'utilisation de la spirométrie. Ces taux diminuaient dans les groupes 1 (68,5%, p = 0,04) et 3 (67,6%, p = 0,03) de façon significative.

Tableau XIII : Résultats relatifs aux critères de jugement secondaires hors groupes (1261 internes).

Critères secondaires	Réponses oui à
Jugez-vous nécessaire l'apprentissage de la spirométrie au cours du DES de médecine générale ?	62,9% (793)
Envisagez-vous d'utiliser dans votre pratique la spirométrie ?	27,8% (350)
Seriez-vous favorable à l'instauration pendant l'internat d'un certificat d'aptitude à la spirométrie non obligatoire pour la validation du DES de médecine générale mais nécessaire à l'utilisation de la spirométrie ?	78,7% (992)

Tableau XIV : Résultats relatifs aux critères de jugement secondaires selon les groupes.

Critères secondaires	Groupe 1	Groupe 2	Groupe 3	Groupe 4
Jugez-vous nécessaire l'apprentissage de la spirométrie au cours du DES de médecine générale ? (NS)	66,7% (34)	61,3% (272)	67,6% (46)	64,9% (521)
Envisagez-vous d'utiliser dans votre pratique la spirométrie ?	57,4 % (31) $p < 0,0001$	32,7% (145) NS	54,4% (37) $p < 0,0001$	24,8% (199)
Seriez-vous favorable à l'instauration pendant l'internat d'un certificat d'aptitude à la spirométrie non obligatoire pour la validation du DES de médecine générale mais nécessaire à l'utilisation de la spirométrie ?	68,5% (37) $p = 0,04$	77% (342) NS	67,6% (46) $p = 0,03$	81,1% (651)

NS : Résultats non significatifs.

D. Analyse des groupes selon les variables explicatives
1. Analyse univariée

Le pourcentage d'hommes était significativement plus important dans les groupes 1 (connaissances théoriques et pratiques : 46,3%, $p = 0,0002$) et 3 (connaissances pratiques : 39,7%, $p = 0,02$) comparés au groupe 4 (connaissances non satisfaisantes : 20,9%).

L'attrait pour la réalisation de gestes était très élevé (97,9%). Statistiquement non significatif, il demeurait plus important dans les groupes 1 (connaissances théoriques et pratiques : 100%) et 3 (connaissances pratiques : 100%).

La variable sensibilité personnelle à l'asthme ou à la BPCO était moins présente dans le groupe 4 (connaissances non satisfaisantes) comparée aux autres groupes de manière non significative avec une moyenne sur l'ensemble des groupes à 37,8%.

L'accessibilité aux EFR était similaire entre les groupes. Seul un tiers des internes pensait avoir accès à cet examen facilement (36,1%). Il est vrai que 60% des internes ne savaient pas s'ils auraient accès ou non à des EFR.

Les internes des groupe 1 (connaissances théoriques et pratiques : 57,4%, p < 0,0001), 2 (connaissances théoriques : 48,5%, p < 0,0001) et 3 (connaissances pratiques : 34,2%, p = 0,002) ont significativement effectué plus de stages en pneumologie ou dans un service à forte activité de pneumologie durant leur troisième cycle par rapport au groupe 4 (connaissances non satisfaisantes : 15,9%).

Tableau XV : Résultats selon les variables explicatives.

Variables explicatives		Total	Groupe 1	Groupe 2	Groupe 3	Groupe 4
Sexe	Homme	24,5% (309)	46,3% (25)	31,3% (139)	39,7% (27)	20,9% (168)
	Femme	75,5% (952)	53,7% (29)	68,7% (305)	60,3% (41)	79,1% (635)
			p = 0,0002	p = 0,1	p = 0,02	
Attirance pour les gestes (NS)		97,9% (1235)	100% (54)	98,2% (436)	100% (68)	97,8% (785)
Sensibilité personnelle à l'asthme et à la BPCO (NS)		37,8% (477)	46,3% (25)	41,4% (184)	42,6% (29)	36% (289)
Accessibilité aux EFR (NS)	Oui	36,1% (455)	41,8% (23)	37,8% (168)	42% (29)	34,8% (281)
	Non	5,2% (66)	7,3% (4)	4% (18)	5,8% (4)	5,9% (48)
	Je ne sais pas	59,2% (746)	50,9% (28)	58,2% (259)	52,2% (36)	59,3% (479)
Stage en pneumologie ou à forte activité de pneumologie lors du troisième cycle			57,4% (31) p < 0,0001	34,2% (152) p = 0,003	48,5% (33) p < 0,0001	15,9% (128)

NS : Résultats non significatifs.

Résultats relatifs à la formation pratique :

Une proportion importante d'internes (77,6%) n'a pas reçu de formation pratique au cours de leur troisième cycle. On retrouve une différence significative entre les groupes 1 (connaissances théoriques et pratiques : 35,2%, p < 0,0001), et 3 (connaissances pratiques : 38,2%, p < 0,0001) comparés au groupe 4 (connaissances non satisfaisantes : 85,1%).

44,4% et 41,2% des groupes 1 (connaissances théoriques et pratiques, p < 0,0001) et 3 (connaissances pratiques, p < 0,0001) ont bénéficié d'une formation pratique hospitalière à la spirométrie contre seulement 6% des internes du groupe 4 (connaissances non satisfaisantes).

Le mode d'enseignement ne permet pas dans les autres cas, faute d'une puissance suffisante, de montrer de différence significative entre les groupes. Dans le groupe 3 (connaissances pratiques), un interne sur dix a bénéficié d'un enseignement lors du stage ambulatoire (11,8%) ou d'un cours magistral en amphithéâtre à la faculté (11,8%). Une formation lors d'un groupe d'échanges de pratique ou d'un travail personnel pour le DES n'a été respectivement retrouvée que pour 7,4% et 2,9% des internes.

Tableau XVI : Analyse de la formation pratique selon les groupes.

Formation pratique	Total	Groupe 1	Groupe 3	Groupe 4
En petit groupe d'étudiants (groupe d'échanges de pratique ou autres) NS	3,6% (46)	9,3% (5)	7,4% (5)	2,9% (23)
Lors d'un travail personnel pour le DES : trace d'apprentissage, récits de situation complexes et authentiques ou autres (NS)	0,6% (8)	1,9% (1)	2,9% (2)	0,4% (3)
Lors d'un stage ambulatoire (NS)	5,9% (74)	13% (7)	11,8% (8)	4,6% (37)
Lors d'un stage hospitalier	11,7% (148)	44,4% (24) p < 0,0001	41,2% (28) p < 0,0001	5,8% (47)
Lors d'un cours "magistral en amphithéâtre" à la faculté (NS)	4,2% (53)	9,3% (5)	11,8% (8)	3,2% (26)
Aucune	77,6% (978)	35,2% (19) p < 0,0001	38,2% (26) p < 0,0001	85,1% (683)

NS : Résultats non significatifs.

Tableau XVII : Nombre de formations pratiques reçues dans le groupe 3.

Nombre de formations pratiques reçues dans le groupe 3	51
En groupes d'étudiants	(5) 9,8%
Lors d'un travail personnel pour le DES	(2) 4%
Lors d'un stage ambulatoire	(8) 15,6%
Lors d'un stage hospitalier	(28) 55%
Lors d'un cours magistral	(8) 15,6%

Le nombre de formations reçues ne correspondait pas au nombre d'étudiants formés puisque chaque étudiant pouvait avoir reçu plusieurs formations. 55% des formations pratiques reçues par les internes l'étaient lors d'un stage hospitalier, contre 15,6% lors d'un stage ambulatoire ou un cours magistral, 9,8% lors d'un travail en groupes d'étudiants et 4% lors d'un travail pour le DES.

Résultats relatifs à la formation théorique :

Trois quart des internes n'ont pas reçu de formation théorique. On retrouve également une différence significative entre les groupes 1 (connaissances théoriques et pratiques : 46,3%, p < 0,0001) et 2 (connaissances théoriques : 66,7%, p < 0,0001) comparés au groupe 4 (connaissances non satisfaisantes : 78,8%).

31,5% des internes du groupe 1 (connaissances théoriques et pratiques, p < 0,0001) et 17,6% des internes du groupe 3 (connaissances pratiques, p = 0,03) ont bénéficié d'une formation pratique hospitalière à la spirométrie contre seulement 6,5% des internes du groupe 4 (connaissances non satisfaisantes).

Le mode d'enseignement ne permet également pas dans les autres cas, faute d'une puissance suffisante, de montrer de différence significative entre les groupes. Dans le groupe connaissances théoriques, un interne sur dix a bénéficié d'un enseignement lors d'un cours magistral en amphithéâtre à la faculté (10,6%). Une formation lors d'un groupe d'échanges de pratique, un stage ambulatoire ou un travail personnel pour le DES n'a été retrouvée respectivement que pour 7, 2,7 et 2% des internes.

Tableau XVIII : Analyse de la formation théorique selon les groupes.

Formation théorique	Total	Groupe 1	Groupe 2	Groupe 4
En petit groupe d'étudiants : groupe d'échanges de pratique ou autres (NS)	4,6% (58)	9,3% (5)	7% (31)	3,4% (27)
Lors d'un travail personnel pour le DES : trace d'apprentissage, récits de situation complexes et authentiques ou autres (NS)	1,6% (20)	3,7% (2)	2% (9)	1,4% (11)
Lors d'un stage ambulatoire (NS)	1,8% (23)	9,3% (5)	2,7% (12)	1,3% (10)
Lors d'un stage hospitalier	10,4% (131)	31,5% (17) $p < 0,0001$	17,6% (78) $p = 0,03$	6,5% (52)
Lors d'un cours "magistral en amphithéâtre" à la faculté	11% (139)	5,6% (3) NS	10,6% (47) $p = 0,9$	11,% (88)
Aucune	74% (937)	46,3% (25) $p < 0,0001$	66,7% (296) $p = 0,06$	78,8% (633)

NS : Résultats non significatifs.

Tableau XIX : Nombre de formations théoriques reçues dans le groupe 2.

Nombre de formations théoriques reçues dans le groupe 2	177
En groupes d'étudiants	17,5% (31)
Lors d'un travail personnel pour le DES	5% (9)
Lors d'un stage ambulatoire	6,8% (12)
Lors d'un stage hospitalier	44,1% (78)
Lors d'un cours magistral	26,6% (47)

Là encore, le nombre de formations reçues ne correspond pas au nombre d'étudiants formés puisque chaque étudiant pouvait avoir suivi plusieurs formations. 44,1% des formations théoriques reçues par les internes l'étaient lors d'un stage hospitalier, contre 26,6% lors d'un cours magistral, 17,5% en groupes d'étudiants, 6,8% lors d'un stage ambulatoire et 5% lors d'un travail personnel pour le DES.

2. Analyse multivariée

Tableau XXI : Analyse multivariée sur les variables sélectionnées.

Variables	Groupe 1 (n = 54)	Tous les autres (n = 1207)	p	OR	IC 95%
Sexe féminin	54% (29)	76,5% (923)	< 0,0001	0,35	0,2-0,63
Etes-vous atteint ou comptez-vous parmi vos proches (amis et famille proches) une personne asthmatique ou BPCO ? Réponse oui à	46,3% (25)	37,4% (452)	0,29	1,36	0,77-2,4
Aurez-vous accès à des explorations fonctionnelles respiratoires proches de votre lieu d'exercice ? Réponse oui à	57,4% (31)	35,8% (432)	0,44	1,26	0,71-2,23
Avez-vous effectué au moins un stage au sein d'un service de pneumologie ou avec une forte activité de pneumologie lors de votre troisième cycle ? Réponse oui à	57,4% (31)	20,8% (251)	< 0,0001	3,93	2,2-7,07
Aucune formation théorique lors du troisième cycle	46,3% (25)	75,6% (912)	0,002	0,39	0,29-0,71

OR : Odds Ratio, IC : Intervalle de confiance.

En analyse multivariée, des odds ratio strictement inférieurs ou supérieurs à 1 ont été retrouvés pour le sexe (p < 0,0001, OR : 0,35, IC 95% : 0,2-0,63), l'absence de formation théorique lors du troisième cycle (p = 0,002, OR : 0,39, IC 95% : 0,29-0,71) et la réalisation d'un stage au sein d'un service de pneumologie ou à forte activité de pneumologie (p < 0,0001, OR : 3,93, IC 95% : 2,2-7,07).

E. Analyse des non répondeurs (mini-enquête)

Nous avons obtenu 199 réponses à la mini-enquête destinée aux non répondeurs. L'analyse a finalement porté sur 165 réponses, 34 internes ayant été exclus (17,1%).

Aucune différence significative n'a été constatée entre le questionnaire principal et la mini-enquête. On retrouve respectivement 75,5% de femmes et 24,5% d'hommes dans le questionnaire principal contre 69,1% et 30,9% dans la mini-enquête (non significatifs).

25% des non répondeurs estiment avoir les connaissances théoriques contre 35% dans le questionnaire principal (non significatifs). 8,5% des non répondeurs estiment avoir les connaissances pratiques contre 5,4% dans le questionnaire principal (non significatifs).

Tableau XX : Résultats de la mini-enquête.

		Résultats
Sexe	Homme	30,9% (51)
	Femme	69,1% (114)
		p = 0,3
Connaissances théoriques. Réponse oui à		25,1% (43) p = 0,1
Connaissances pratiques. Réponse oui à		8,5% (14) p = 0,3

IV. Discussion

A. Méthode

1. A propos des critères d'inclusion

Il existe un biais de sélection. La majorité des internes n'avait pas validé le DES et pouvait donc n'avoir pas « encore assisté à une formation spirométrie ». Néanmoins les internes ont été contactés de février à avril, soit à la fin de leur 5ème semestre. L'idéal aurait été d'interroger des internes ayant tous validés le DES. Peu de secrétariats de facultés possédaient encore les mailing listes d'anciens internes. Lorsque leurs coordonnées étaient disponibles, ces internes ont été contactés même s'il était impossible pour nous de savoir si leurs adresses étaient encore valides ou utilisées.

2. A propos du critère d'exclusion

Notre but était de décrire les besoins de formation des internes qui envisageaient de pratiquer la médecine générale. Les réponses des internes inscrit à un DESC simultanément au DES de médecine générale risquaient de fausser les résultats de cette enquête.

Ainsi, le DESC d'allergologie comprend une formation à la spirométrie. En incluant cette population d'internes, nous aurions surestimé les connaissances. A l'inverse, un interne inscrit à d'autres DESC (nutrition, maladie infectieuse, médecine d'urgences, oncologie ou médecine vasculaire) n'aura pas l'occasion d'utiliser la spirométrie dans sa pratique ultérieure, dans le cas où celle-ci se concentre sur la formation reçue lors du DESC. Tout en pouvant juger nécessaire la formation en médecine générale, ces internes auraient par conséquent probablement participé à sous-estimer les réponses aux critères de jugement (principal et secondaires). Plutôt que de sélectionner les internes en DESC, nous avons choisi d'exclure tous les internes qui envisageaient de consacrer moins d'un tiers de leur temps à la médecine générale dans les dix prochaines années. Ainsi tout interne, inscrit au DESC qui envisageait de pratiquer la médecine générale, pouvait être inclus dans l'étude. Nous avons considéré qu'en dessous d'un tiers de l'activité en médecine générale, le suivi des patients et les frais de fonctionnement d'un cabinet rendaient cette activité peu réaliste.

3. A propos du questionnaire

Nous avons choisi de donner aux internes la capacité d'évaluer de manière objective leurs connaissances. Dans ce but, nous avons joint les réponses aux questions dans le questionnaire.

Ce choix a présenté :

- deux avantages :

- • Les internes pouvaient comparer objectivement leurs connaissances avec celles requises.

- Ce questionnaire revêtait un caractère didactique grâce à l'apport des réponses aux questions que pouvaient se demander les internes.

- et un inconvénient : certains internes pouvaient être tentés de répondre oui à une question après avoir lu la réponse. Les connaissances des internes sont donc peut-être surestimées.
Nous touchons là les limites de ce questionnaire et de l'autoévaluation des internes.

4. Extrapolation des résultats

Le taux de réponses est plutôt satisfaisant. Il atteint 42,8%.

Il existe une grande disparité des taux de réponses selon les facultés (cf. tableau VII). Cette différence s'explique notamment par le nombre de relances différentes selon les universités et l'existence d'adresses mails erronées, en doublons ou non consultées par les internes.

La répartition homme/femme et la moyenne d'âge pour ces deux questionnaires étaient représentatives des internes de médecine générale en France.

Les écarts constatés pour les connaissances théoriques (10 points, non significatif) et pratiques (3 points, non significatif) entre le questionnaire principal et la mini-enquête destinée aux non répondeurs s'expliquent probablement par la formulation différente des questions. Le questionnaire principal, incluait une question pour chaque connaissance, alors que la mini-enquête ne comprenait que deux questions globales (cf. annexes 1 et 2).

B. A propos du critère principal de jugement
1. Remarques

Les connaissances sélectionnées pour cette étude n'étaient pas exhaustives. Il semblait difficile d'évaluer l'ensemble des connaissances nécessaires à l'interprétation et à la réalisation d'une spirométrie. Les questions posées ont été conçues en tenant compte des recommandations officielles (ATS/ERS [28] NLHEP [29]). Elles ont porté sur les connaissances élémentaires pour la compréhension et la pratique de la spirométrie en soins primaires. Ainsi, les paramètres suivants (VEMS, CVF, VEMS/CVF, DEP et le test réversibilité) ont été conservés dans le questionnaire.

Le tableau XXIII indique quelques exemples d'items retirés du questionnaire.

Tableau XXI : Connaissances retirées du questionnaire après discussion.

	Connaissances considérées comme hors du champ de la médecine générale	Connaissances considérées comme non indispensables
Connaissances théoriques	Indication d'une spirométrie lors d'un bilan préopératoire (compétence de l'anesthésiste)	Les limites d'âge pour réaliser une spirométrie (minimale souvent fixée à 5 ans et maximale selon l'état général du patient)
	Le diagnostic d'un sd restrictif (nécessité d'EFR complètes, compétence du pneumologue)	Spirométrie lors d'un bilan de santé avant la reprise d'une activité physique (indication présente dans les recommandations GOLD [14] mais retirée car jugée non essentielle pour ce bilan à la différence du bilan cardiovasculaire). D'ailleurs la spirométrie n'est pas incluse dans les recommandations de la Société française de médecine du sport [48])
	Le DEM 25/75 car cet examen n'est pas indispensable pour le diagnostic d'un sd obstructif et ne figure pas dans les recommandations IPCRG (International primary care respiratory group) [49]	
Connaissances pratiques		Les douleurs abdominales et thoraciques comme contre-indication (contre-indication logique, temporaire et peu précise)
		La calibration d'un appareil (inutile sur les spiromètres modernes)
		La durée d'un examen (variable selon la compréhension des patients)
		Assurance complémentaire non nécessaire pour réaliser des spirométries en cabinet
		L'arrêt non nécessaire des traitements avant un test dans le cadre d'un suivi
		La cotation CCAM et le coût d'un appareil

Cette enquête a eu pour objectif d'évaluer les connaissances des internes et non pas leurs compétences. De plus, il s'agit d'une autoévaluation par les internes. Ces deux éléments constituent une limite à l'étude.

Enfin, il a été demandé aux internes une fois la spirométrie réalisée et interprétée, s'ils se pensaient aptes à poursuivre la prise en charge : bilan biologique, imagerie, traitement médical, vaccination, sevrage tabagique, etc… Il ne s'agissait pas d'évaluer précisément les connaissances des internes sur les recommandations internationales (objectif pédagogique du second cycle). L'objectif était plus général. Il s'agissait d'évaluer si l'interne, non habitué à réaliser et interpréter des spirométries, se sentait capable de se projeter seul dans la suite de la prise en charge.

2. Résultats

Le bilan de cette enquête est assez éloquent.

A la fin du DES de médecine générale, seul un interne sur vingt estime avoir les connaissances suffisantes pour réaliser et interpréter une spirométrie.

Un tiers seulement des internes pensent avoir les connaissances théoriques suffisantes. Ces connaissances sont pourtant indispensables pour interpréter les courbes débit-volume/temps-volume, adapter le traitement au stade de gravité de la maladie et planifier le suivi.

4 internes sur 5 connaissent néanmoins les indications d'une spirométrie et peuvent donc adresser leurs patients à un pneumologue.

Si peu de formations pratiques à la spirométrie existent dans les départements de médecine générale, de nombreuses facultés proposent toutefois une formation théorique lors du DES souvent incluse dans des cours plus généraux sur l'asthme et la BPCO.

C. A propos des critères de jugements secondaires
1. Remarques

Notre souhait initial a été d'évaluer les motivations des internes pour se former et utiliser la spirométrie. Il nous a semblé également intéressant de rechercher si la mise en place d'un diplôme nécessaire à l'utilisation de la spirométrie pouvait être un frein à son développement en soins primaires.

Il eut été intéressant d'évaluer la volonté des internes, une fois installés, de se soumettre à une démarche d'évaluation des pratiques professionnelles (envoi annuel de 10 résultats de spirométries à un centre référent par exemple). Malheureusement, cette idée est apparue lors de la rédaction de ce manuscrit.

2.   Résultats

Plus de deux tiers des internes sont demandeurs d'une formation à la spirométrie pendant le DES de médecine générale et plus d'un quart des internes envisage d'utiliser la spirométrie en soins primaires. Les internes de médecine générale sont conscients de leurs lacunes tout en exprimant leur souhait d'y remédier.

La mise en place d'un certificat d'aptitude à la spirométrie lors du troisième cycle, obligatoire pour utiliser ultérieurement cet examen dans la pratique, ne semble pas constituer un frein au développement de la spirométrie en soins primaires. Ce certificat est plébiscité par 80% des internes.

Il faut souligner que le manque de connaissances n'est pas le seul frein à l'usage de la spirométrie en soins primaires. Une fraction importante (40%) des internes du groupe 1 (connaissances théoriques et pratiques) n'envisagent pas de l'utiliser ultérieurement. Les explications, non étudiées dans cette étude, pourraient être à la fois « matérielles » (manque de temps, coût d'achat d'un appareil, etc...) et « psychologiques ». En effet, bien qu'ils aient les connaissances suffisantes, les internes ont souvent des difficultés à les appliquer en pratique. En somme, ils ont acquis les connaissances mais pas encore la compétence. Une formation axée prioritairement sur la pratique pourrait les aider à franchir ce palier.

D.   A propos des variables explicatives
1.   Remarques

Là encore, les variables explicatives choisies ont été discutées.

En voici les raisons :

- Le sexe :

Les hommes nous semblaient plus intéressés par la réalisation de spirométries.

- L'attrait pour la réalisation de gestes :

Nous pensions retrouver un nombre significativement plus élevé d'internes attirés par la réalisation de gestes dans les groupes 1 (connaissances théoriques et pratiques) et 3 (connaissances pratiques) que dans les autres groupes. Nous avons donc choisi 4 gestes (le frottis cervico-vaginal, l'électrocardiographie, les points de suture et l'infiltration intra articulaire) jugés représentatifs en médecine générale et pouvant être discriminant entre les internes. Le test diagnostic rapide de l'angine a été exclu de cette liste pour cette dernière raison.

- La sensibilité personnelle à l'asthme ou à la BPCO :

Cette variable nous est apparue importante car elle pouvait, dans un contexte d'absence de formation à la spirométrie, expliquer pourquoi un interne avait souhaité par une démarche personnelle se former à la spirométrie.

- L'accessibilité à la spirométrie :

Nous pensions qu'un interne, qui envisage d'exercer dans une zone dépourvue de pneumologues ou de services d'EFR, pouvait vouloir davantage se former à la spirométrie.

- La réalisation d'un stage en pneumologie ou dans un service à forte activité de pneumologie lors du troisième cycle.

- Les formations théoriques et pratiques lors du troisième cycle.

Il nous semblait important d'analyser selon les groupes l'existence ou non d'une formation, son lieu (à la faculté, en stage ambulatoire ou hospitalier) et son mode (lors de traces d'apprentissage, de RSCA, de groupes d'échanges de pratique ou d'un cours magistral)

Enfin, nous avons hésité à interroger les internes sur une formation à la spirométrie lors de leur deuxième cycle. Cette variable explicative a finalement été retirée pour les raisons suivantes :

- Les objectifs du deuxième cycle sont axés sur la formation théorique comprenant la prise en charge de l'asthme, de la BPCO et l'interprétation d'une courbe débit-volume selon les recommandations internationales. La réalisation pratique d'un spirométrie n'est pas un objectif pédagogique du second cycle.
- Il aurait fallu pour cela modifier les critères d'inclusion pour interroger des internes en début de troisième cycle.
- Il nous a semblé plus important de faire l'état des lieux des connaissances et des formations au terme du DES de médecine générale.

2. Résultats

Parmi les variables explicatives énoncées précédemment, seuls celles relatives au sexe, à la réalisation d'un stage dans un service de pneumologie ou à forte activité de pneumologie et au type de formation, ont donné des différences significatives entre les groupes. Les autres variables (sensibilité personnelle à l'asthme et à la BPCO, attrait pour la réalisation de gestes et accessibilité à des épreuves fonctionnelles respiratoires) n'ont pas fourni de résultats significatifs.

- Sexe :

Les hommes sont significativement plus présents dans les groupes 1 (connaissances théoriques et pratiques) et 3 (connaissances pratiques) que dans les autres groupes. Pourtant les femmes sont tout autant intéressées que les hommes par la réalisation d'autres gestes (cf. paragraphe suivant). Sans pour autant tirer de conclusions hâtives sur un éventuel frein au développement de la spirométrie, ce constat est à mettre en parallèle avec la féminisation de la profession médicale.

- L'attrait pour la réalisation de gestes :

L'attirance pour la réalisation de gestes n'était pas significativement plus élevée dans les groupes 1 (connaissances théoriques et pratiques) et 3 (connaissances pratiques) que dans les autres groupes. On peut cependant remarquer que l'ensemble des internes de ces deux groupes envisage de réaliser les gestes mentionnées, ce qui constitue un point positif pour l'avenir.

Il semble important de comparer la plus forte volonté des internes de pratiquer l'électrocardiographie plutôt que la spirométrie. Si la spirométrie est plus difficile à réaliser qu'un ECG, son interprétation est plus aisée. De même, les indications de spirométries en soins primaires sont toutes aussi fréquentes et importantes que l'ECG. Les raisons d'une telle différence entre ces deux examens (ECG et spirométrie) ne se situent ni dans la difficulté de réalisation technique ni dans la pertinence d'utilisation en soins primaires. Elles se situent plutôt dans la formation lors des études médicales. Habitués à utiliser l'ECG lors des deuxième et troisième cycles, les internes de médecine générale ne conçoivent plus à la fin du DES de ne pouvoir réaliser des ECG au cabinet.

En annexe 4, nous avons rassemblé des études françaises, réalisées entre 1987 et 2011, qui indiquent les taux de possession d'électrocardiographes et leurs fréquences d'utilisation en médecine générale. La pertinence de l'indication et la qualité de réalisation et d'interprétation de l'examen n'étaient pas prises en compte. Le taux de possession d'électrocardiographie en France est très supérieur à celui du spiromètre (34 à 83% selon les études). Dans trois études, ce taux de possession est au-delà de 74% chez les médecins de moins de 45 ans contre 50% chez les médecins plus âgés (après 55 ou 60 ans selon les études).

A l'image de l'électrocardiographie, la mise en place d'une formation à la spirométrie lors des études médicales et notamment du DES de médecine générale conduirait probablement les jeunes médecins à utiliser la spirométrie dès le début de leur pratique.

- La sensibilité à l'asthme et à la BPCO :

Aucune différence significative n'a pu être retrouvée.

- L'accessibilité à la spirométrie :

3 internes sur 5 ne sachant pas s'ils auraient facilement accès à des EFR, aucune différence significative n'a pu être retrouvée entre les groupes. Malgré tout, il semble judicieux de privilégier le développement de la formation à la spirométrie dans des zones où les services d'EFR et les pneumologues sont les moins nombreux.

- Stage en pneumologie :

Cette étude montre que la réalisation d'un stage en pneumologie ou dans un service à forte activité de pneumologie lors du troisième cycle est utile à l'apprentissage de la spirométrie en soins primaires. Il semble donc nécessaire de favoriser l'accès des internes de médecine générale à des services de pneumologie.

- La formation :

La présence de formations théorique et pratique facilite l'apprentissage de la spirométrie. Toutefois, deux tiers des internes du groupe 2 (connaissances théoriques) et un tiers des internes du groupe 3 (connaissances pratiques) disent ne pas avoir reçu de formation lors de leur troisième cycle. Ces internes ont sans doute acquis ses connaissances lors du second cycle ou par une démarche personnelle.

L'analyse des modes d'enseignements pour les formations théoriques et pratiques nous incite à faire plusieurs remarques. Tout d'abord, les formations pratiques et théoriques dispensées lors d'un stage hospitalier sont le mode d'enseignement le plus représenté. Il doit donc être encouragé. Ensuite, la formation théorique devrait être développée lors d'un cours magistral ou en petit groupe d'étudiants. Enfin, la formation pratique est peu développée lors des stages ambulatoires alors qu'elle pourrait constituer un mode d'apprentissage intéressant pour les internes. Ce résultat s'explique par la faible utilisation de la spirométrie en médecine générale et donc par les maîtres de stage.

Au terme de cette analyse, il semble que l'on puisse dégager un profil d'internes ayant les connaissances théoriques et pratiques satisfaisantes pour la pratique de la spirométrie. On retrouve majoritairement :

- des hommes,
- ayant fait un stage dans un service de pneumologie ou à forte activité de pneumologie durant l'internat,
- ayant reçu une formation théorique lors d'un stage hospitalier le plus souvent ou à la faculté lors d'un cours magistral ou dans un groupe d'échanges de pratique,
- et ayant reçu une formation pratique lors d'un stage hospitalier ou ambulatoire.

E. Comparaison des résultats de cette étude avec une étude antérieure
1. Thèse du Dr GALLIOU, proposition d'une formation destinée à des médecins généralistes

Il n'existe pas à notre connaissance, d'autres études en France ou à l'étranger ayant évalué les besoins de formation à la spirométrie pour les étudiants en médecine générale. En revanche, le Dr GALLIOU a analysé les besoins de formation des médecins généralistes [31]. Même si aucune étude française n'a été incluse dans son travail, il nous a semblé intéressant de comparer nos conclusions respectives. Vous trouverez dans le tableau ci-dessous les principales conclusions de son travail. Il décrit une formation à la spirométrie destinée à des médecins généralistes.

Remarques préalables :

- La formation devra être adaptée aux non spécialistes et centrée sur les éléments essentiels.
- L'assistance des généralistes devra être encouragée.

Tableau XXII : Formation à la spirométrie pour des médecins généralistes proposée par le Dr Galliou (Université de Brest 2011).

	Formation Initiale	Cours de remise à niveau
	• Durée : 5 heures	• Un mois après • Durée : 5 heures

Modalités	• Encadrement par des pneumologues, des techniciens spécialisés ou des médecins généralistes déjà formés • Egale répartition du temps entre la pratique et la théorie • Possibilité d'organiser une première partie virtuelle sur internet et une deuxième partie pratique en groupe • En groupe restreint (1 formateur pour 5 stagiaires) • Utilisation de spiromètres permettant l'affichage en direct et la transmission des données • Distribution d'un manuel récapitulatif de la formation	
Contenu	• Asthme et BPCO : épidémiologie et diagnostics différentiels • Définition de la spirométrie • Indications et contre-indications de la spirométrie en médecine générale • Définitions des indices spirométriques : VEMS, CVF, VEMS/CVF • Courbes débit-volume et temps-volume • Critères de qualité ATS/ERS 2005 et NHLEP avec focus particulier sur les critères de fin de test et le recueil du maximum d'informations en cas de mesures non acceptables ou non reproductibles • Fiabilité du recueil et de la saisie des données relatives au patient (taille, poids, âge…) • Réalisation de la manœuvre d'expiration forcée • Techniques de stimulation du patient pour obtenir l'effort maximal de sa part • Exemples de tests de mauvaises qualités, cas cliniques • Valeurs normales attendues et équations de références • Préparation des résultats pour l'interprétation, la conservation et la transmission • Interprétation des tests : variantes de mesures normales, sd obstructif, sd restrictif, sd mixte, classification GOLD, cas cliniques • Hygiène et lutte contre les infections nosocomiales	• Révision et résumé des principales informations de la première session (essentiellement critères de qualité et interprétation des résultats) • Retour d'expérience des participants, principaux problèmes rencontrés • Retour individuel sur la qualité des spirométries réalisées au cabinet • Revue d'exemples cliniques notamment ceux apportés par les stagiaires • Formation sur les tests de réversibilité • Sensibilisation au sevrage tabagique

- Stratégie d'organisation spatio-
  temporelle pour incorporer la
  spirométrie dans la pratique du cabinet
- Démonstration sur l'appareil
- Sessions pratiques de réalisation des
  mesures
- Test final comprenant l'évaluation
  théorique et pratique individuelle

2. Remarques

Tout comme nous estimions à l'égard du projet ESDL que les besoins de formation ne pouvaient pas être les mêmes entre l'ensemble des professions médicales et paramédicales, nous pensons que les connaissances et donc les besoins de formation sont également différents entre un étudiant de troisième cycle et un médecin généraliste installé.

Une étude anglaise, réalisée en 2011 dans une faculté londonienne, illustre selon nous les attentes différentes entre un interne et un médecin généraliste installé [50]. Son objectif était de comparer la perception de la spirométrie entre ces deux populations. Les résultats montrent que les étudiants ne mentionnent pas spontanément la spirométrie comme examen primordial dans la prise en charge diagnostique d'une dyspnée pour trois raisons principales : un manque de connaissance du matériel, d'accès au matériel et d'encouragement de leurs enseignants à pratiquer cet examen. Cependant, ils sont demandeurs d'une formation pratique.
A l'inverse, les médecins généralistes interrogés, considèrent la spirométrie comme un outil indispensable dans le bilan d'une dyspnée et sont demandeurs d'une formation principalement centrée sur leurs lacunes.

Les propositions du Dr GALLIOU sont donc à moduler à la lumière des conclusions de notre travail, du projet ESDL et des particularités de l'internat de médecine générale. Le contenu et les modalités d'organisation pratique d'une telle formation pourraient être adaptés aux internes de médecine générale de la façon suivante :

- A propos du contenu de la formation :

Au vu des résultats de cette étude, de nombreuses connaissances sont déjà acquises par un interne probablement lors du deuxième cycle. L'interne de médecine générale a donc sans doute besoin d'une formation plus allégée sur les items suivants :
  o les recommandations internationales GOLD et GINA,
  o le diagnostic d'un syndrome obstructif,
  o l'analyse d'une courbe débit-volume et temps-volume.

Il convient d'insister en priorité sur la formation pratique. Il s'agit de montrer aux étudiants que la réalisation d'une spirométrie n'est pas si difficile et de leur donner une formation qui leur permet de réaliser des spirométries de qualité.

En revanche, n'ayant pas ou peu d'expérience de la médecine ambulatoire, l'interne de médecine générale a besoin d'un cadre plus précis de prise en charge à la différence d'un médecin généraliste installé. La formation devrait donc répondre précisément aux items suivants :
  o Comment articuler la prise en charge médecin généraliste-pneumologue ?
  o Quel bilan doit être effectué lors de la découverte d'un patient asthmatique et BPCO ?

o Comment organiser l'utilisation de la spirométrie au cabinet ?

En somme, il faut donner la possibilité aux internes d'utiliser leurs connaissances afin d'acquérir une compétence, celle d'utiliser et d'interpréter une spirométrie en cabinet de médecine générale.

- A propos des modalités d'organisation :

L'organisation actuelle du DES de médecine générale offre selon nous des perspectives intéressantes de formation. On pourrait par exemple :

o Profiter des séances de formation en groupes d'échanges de pratique qui sont fréquemment utilisées dans les départements de médecine générale. Ces séances, regroupant une quinzaine d'étudiants et un enseignant, semblent idéales pour une formation à la spirométrie.
o Profiter des stages ambulatoires pour fournir l'occasion à un interne d'utiliser la spirométrie.

Néanmoins, quelques aménagements pourraient être apportés, comme par exemple :

o La mise en place de journées de formation dans un laboratoire d'explorations fonctionnelles respiratoires lors du stage ambulatoire.
o La création d'un certificat d'aptitude, soit indépendant du DES de médecine générale ou inclus dans le programme du DES.
o La réalisation de plusieurs demi-journées de formation dans des cabinets de pneumologie en ville.
o Le développement de stages au sein de services de pneumologie ou à forte activité de pneumologie.

F.   Proposition d'un modèle de formation à la spirométrie
1.   Proposition des compétences requises en soins primaires

Dans le paragraphe suivant, nous avons énoncé notre conception de l'utilisation de la spirométrie en soins primaires et, plus particulièrement, dans un cabinet de médecine générale. Elle pourra évoluer selon les critiques apportées.

Selon nous, le médecin généraliste doit être formé pour réaliser des spirométries dans son cabinet afin :

- de diagnostiquer un asthme et une BPCO. Il devra pour ce faire, connaître les critères de dépistage de ses maladies et être capable de réaliser et d'analyser une spirométrie.

- d'organiser la prise en charge initiale et le suivi de ces maladies (bilan et traitement initial médicamenteux ou non). Il devra pour cela connaître les recommandations internationales et françaises en vigueur, y compris la fréquence de spirométries nécessaire au suivi.

- de suspecter la présence d'un sd mixte ou restrictif à partir de critères clinique et spirométrique.

Quand le médecin généraliste doit-il demander l'avis d'un pneumologue ?

En février 2012, l'HAS a publié un guide du parcours de soins sur la BPCO. Il y est recommandé de demander l'avis d'un pneumologue dans les situations suivantes [15] :

- Pour confirmer le diagnostic si nécessaire.
- En cas de suspicion de forme sévère (évaluation de la gravité par le score BODE).
- Pour réaliser des examens non systématiques avant traitement, selon l'histoire de la maladie et le tableau clinique :
  o pléthysmographie : recherche d'une distension, de lésions emphysémateuses, d'un syndrome restrictif associé et si nécessaire dans le cadre de l'évaluation précédant la mise en place d'une réhabilitation respiratoire ;
  o test d'exercice : test de marche de 6 minutes si dyspnée stade 3 ou 4 de l'échelle MMRC, épreuve d'exercice maximal cardiorespiratoire notamment avant indication d'une réhabilitation respiratoire ;
  o oxymétrie nocturne ;
  o dosage de l'alpha 1-antitrypsine si forme d'emphysème évocatrice d'un déficit ;
  o endoscopie bronchique selon les symptômes et le contexte clinique ou radiologique ;
  o enregistrement polygraphique ou polysomnographique si suspicion d'un syndrome d'apnée du sommeil associé.
- Pour prescrire :
  o la réhabilitation respiratoire si nécessité d'avis sur l'indication ou pour faciliter l'orientation vers une structure de réhabilitation respiratoire ;
  o un traitement par nébulisation ;
  o l'oxygénothérapie et la ventilation non invasive.

A ce jour, il n'existe pas de document similaire pour l'asthme.

Nous considérons nécessaire une prise en charge conjointe avec un pneumologue dans les situations suivantes :

- lors de la prise en charge de patients BPCO à partir du stade 3 de sévérité ou en cas de décroissance rapide du VEMS ;
- lors de la prise en charge de patients asthmatiques instables malgré le traitement (fréquence importante de crises, crise ayant nécessité une hospitalisation) ;
- en cas de suspicion de syndromes mixte ou restrictif ;
- à tous les stades de ces maladies en cas de doute sur la prise en charge optimale.

A partir de ce constat, nous considérons que le médecin généraliste doit maîtriser les éléments suivants d'une spirométrie :

- La réalisation de spirométries de qualités selon les critères d'acceptabilité et de reproductibilité.
- L'interprétation des paramètres suivants d'un spirométrie :
  o paramètres indispensables : VEMS, CVF, VEMS/CVF et réversibilité ;
  o paramètres pouvant être discutés : DEP et DEM 25/75.

Enfin, nous souhaitons aborder deux questions qui font l'objet de fortes discussions au sein de la communauté scientifique et qui ont trait à l'utilisation de la spirométrie en médecine générale.

Quelle est la place de la spirométrie dans le sevrage tabagique ?

Le taux de sevrage tabagique pourrait être plus important chez les patients BPCO au stade modéré à sévère comparé aux patients BPCO au stade léger ou avec une fonction pulmonaire normale [51-52]. De plus, la communication au patient de son âge pulmonaire pourrait aider au sevrage tabagique [53]. Cependant, des experts s'inquiètent de l'effet négatif que pourrait avoir la communication d'un âge pulmonaire normal chez un patient souhaitant arrêter de fumer et conseillent l'utilisation de la courbe de Fletcher [54].

Ainsi, l'intérêt de l'utilisation systématique de la spirométrie dans le sevrage tabagique ne semble pas démontré. Il pourrait dépendre du stade de gravité de la BPCO et du profil du patient. La connaissance que le médecin généraliste a de son patient serait donc un élément important.

Quels sont les critères de dépistage d'un patient BPCO ?

Comme nous l'évoquons dans l'annexe 5, les critères de dépistage d'un patient BPCO pour la réalisation d'une spirométrie sont discutés et varient d'une recommandation à l'autre sur les points suivants :

   o l'âge du patient,
   o la présence ou non de symptômes respiratoires,
   o le nombre de paquets années.

Ces problèmes sont quotidiens en médecine générale. La place de la spirométrie dans le sevrage tabagique et les critères de dépistage d'un patient BPCO sont des questions fondamentales. Il nous semble nécessaire d'informer les internes sur ces deux questions lors de la formation. Il appartiendra aux sociétés savantes de prendre des positions claires à l'avenir sur ces questions.

2.   Proposition de formation

Au terme de cette étude, est proposé un modèle de formation à la spirométrie destiné aux internes de médecine générale.

A quel moment du DES faut-il organiser la formation à la spirométrie ?

La formation à la spirométrie peut être dissociée d'un enseignement sur l'asthme et la BPCO. Présentes lors du deuxième cycle et déjà inscrites dans de nombreux départements de médecine générale lors du DES, les formations sur l'asthme ou la BPCO au contenu plus théorique peuvent s'effectuer à tous les moments du DES et en plus grand comité. A l'inverse, les stages ambulatoires (niveau 1 ou SASPAS) semblent être une occasion à saisir pour la formation à la spirométrie.

Cette formation doit-elle être effectuée lors des stages ambulatoires de niveau 1 ou 2 ?

A l'inverse du stage niveau 2, le stage de niveau 1 a l'avantage d'être effectué par chaque étudiant du DES mais également l'inconvénient d'être bien souvent la première expérience ambulatoire de l'interne. Confronté à de nombreuses connaissances à acquérir, l'interne pourrait éluder cette contrainte supplémentaire. De plus, ce stage est divisé en trois phases (observation, supervision puis autonomie) ce qui pourrait compliquer l'organisation d'une formation.

Faut-il former au préalable les maîtres de stage ou les informer de l'existence de cette formation ?

A notre avis, la formation des maîtres de stage est souhaitable mais pas indispensable. On peut penser que les maîtres de stage, stimulés par leurs internes, décident eux-mêmes de s'équiper et de se former après quelques semestres.

Comment s'équiper de spiromètres ?

On pourrait envisager de proposer aux maîtres de stage l'achat (groupé ou non) d'un appareil à un prix attractif. Pour les internes dont les maîtres de stage ne souhaitent pas s'équiper, la faculté pourrait alors leur prêter un appareil et des turbines de rechange pour une partie ou la totalité du semestre en échange éventuellement d'une caution. L'autre solution serait que la faculté achète un nombre suffisant d'appareils et de turbines pour les internes en stage ambulatoire (un appareil pour deux internes semble raisonnable). Là encore, on peut raisonnablement envisager qu'une partie des maîtres de stage s'équipent après quelques semestres.

Un interne en cours de formation doit-il facturer les spirométries au patient ?

A notre avis, cela n'est pas souhaitable.

Proposition de formation :

Tableau XXIII : Proposition de formation à la spirométrie des internes de médecine générale.

Séance initiale		
Modalités	• Au début du stage ambulatoire niveau 1 ou SASPAS • Encadrement par un enseignant formé de la faculté • En petits groupes d'une quinzaine d'étudiants • Dans une salle informatique avec un appareil et un ordinateur pour deux ou trois internes • Durée : une séance de 3-4h comprenant 1/3 du temps de théorie et 2/3 de pratique • Au terme de la séance, distribution : - d'un questionnaire pour les internes reprenant les éléments essentiels - d'un résumé de la séance à emporter en stage - d'un carnet de travail comprenant une fiche patient à remplir pour chaque spirométrie - des appareils et des turbines de rechanges selon l'organisation choisie	
		• Rappel des recommandations GOLD, GINA et HAS (à mettre dans le support donné aux étudiants) • Définition de la spirométrie et présentation rapide des autres techniques d'explorations fonctionnelles respiratoires • Définition du champ de la spirométrie en médecine générale : - Indications et contre-indications à la spirométrie - Place de la spirométrie dans le sevrage tabagique - Critères de dépistage de la BPCO

Contenu	Formation théorique	- Articulation de la prise en charge avec le pneumologue • Définition des principales valeurs : VEMS, CVF, VEMS/CVF, test de réversibilité, +/- DEM 25/75 • Reconnaître et décrire des courbes débits volume et temps volume normales et pathologiques (syndromes obstructif, restrictif ou mixte) • Place des médicaments pris avant le test et choix des bronchodilatateurs pour le test de réversibilité • Connaître les critères d'acceptabilité et de reproductibilité d'un test • Conduite à tenir initiale selon les résultats de la spirométrie • Organisation pratique et démarche d'assurance qualité (prise de rendez-vous, cotation CCAM, tenue du dossier médical, impression des résultats, besoin d'un test contrôle régulier). • Hygiène et prévention des infections • Entretien de l'appareil
	Formation pratique	• Réalisation de plusieurs tests comprenant : - La configuration de l'appareil selon l'âge, le poids, la taille, le sexe et l'origine ethnique du patient - L'explication des manœuvres respiratoires, de la position et du coaching du patient durant le test - La réalisation d'un test de réversibilité • Analyse critique des résultats obtenus • Exemples de tests de mauvaises qualités et listing des principales erreurs commises

2 Séances de remise à niveau	
Modalités	• Durée 2h • Une séance au milieu et au terme du semestre • En petit groupes d'une quinzaine d'étudiants • Distribution lors de la dernière séance d'un questionnaire pour recueillir les impressions des internes
Contenu	• Chaque étudiant devra apporter au moins 5 examens réalisés et interprétés • Analyses individuelle et collective des erreurs commises et des principaux problèmes rencontrés • Rappels de la séance initiale selon les besoins • Délivrance d'un certificat d'aptitude au terme de la dernière séance

Enfin, il est important de souligner la nécessité de remise à niveau des connaissances tout au long de la pratique professionnelle et donc d'insister sur le besoin de développement de formation continue à l'utilisation de la spirométrie en France.

Conclusion

L'augmentation attendue des prévalences de la BPCO et de l'asthme, la place centrale occupée par la spirométrie dans la prise en charge de ces maladies et la baisse à venir du nombre de pneumologues rendent indispensable le développement de la spirométrie en médecine générale.

La mise en place d'une formation initiale de qualité adaptée aux champs de compétences de la médecine générale semble nécessaire. Elle devra privilégier l'apprentissage de la réalisation et de l'interprétation de spirométries basées uniquement sur les principales valeurs spirométriques (VEMS, CVF, VEMS/CVF, réversibilité) nécessaires au diagnostic et au suivi de l'asthme et de la BPCO. Elle devra également proposer une articulation claire de la prise en charge conjointe avec le pneumologue.

Tout en jugeant nécessaire l'apprentissage de la spirométrie lors du DES de médecine générale, une grande majorité des internes en fin de troisième cycle ne possèdent pas les compétences nécessaires à la réalisation et l'interprétation de spirométries. Au terme de ce travail, le besoin de formation à la spirométrie apparait clairement.

Une formation initiale, prioritairement axée sur la réalisation pratique en petits groupes d'étudiants, le développement de stages hospitaliers en pneumologie et l'utilisation de spirométries lors des stages ambulatoires pourrait être mise en place lors du DES de médecine générale.

La mise en place d'un certificat d'aptitude, de formations continues et de démarches d'évaluation des pratiques professionnelles semble indispensable pour assurer une prise en charge de qualité à long terme.

Enfin, problèmes quotidiens des médecins généralistes, la place de la spirométrie dans le sevrage tabagique et la population cible pour le dépistage de la BPCO devront être clarifiées.

Bibliographie

[1] Direction générale de la santé (DGS). Programme d'actions en faveur de la broncho-pneumopathie chronique obstructive (BPCO) pour les années 2005 à 2010 par la direction générale de la santé : « Connaître, prévenir et mieux prendre en charge la BPCO ». http://www.sante.gouv.fr/IMG/pdf/plan_bpco.pdf

[2] Fuhrman C, Delmas MC. Epidémiologie descriptive de la bronchopneumopathie chronique obstructive (BPCO) en France. Rev Mal Respir 2010;27(2):160-8.

[3] Piperno D, Bart F, Serrier P, Zureik M, Finkielsztejn L. Etude EDEN : Patients à risque de broncho-pneumopathie chronique obstructive en médecine générale. Enquête épidémiologique avec 3411 patients. Presse Med 2005; 34: 1617-22.

[4] Direction Générale de la santé (DGS). Etude épidémiologique sur la BPCO : synthèse. http://www.sante.gouv.fr/IMG/pdf/synthese_etude.pdf

[5] Annesi-Maesano I. Épidémiologie de l'asthme dans le monde et en France. La revue du praticien 2011; 61.

[6] Direction Générale de la santé. L'état de santé de la population en France - Suivi des objectifs annexés à la loi de santé publique - Rapport 2011. http://www.sante.gouv.fr/IMG/pdf/Etat_sante-population_2011.pdf

[7] Delmas MC, Fuhrman C. L'asthme en France, synthèse des données épidémiologiques descriptives, pour le groupe épidémiologie et recherche clinique de la SPLF. Rev Mal Respir. 2010;27,151-159.

[8] Direction Générale de la Santé. Programme d'actions, de prévention et de prise en charge de l'asthme 2002-2005. http://www.sante.gouv.fr/programme-d-action-de-prevention-et-de-prise-en-charge-de-l-asthme-2002-2005.html

[9] Roche N, Godard P. Colloque « prise en charge de l'asthme : quel bilan à la fin du plan asthme : introduction et points clés. Rev Mal Respir 2005 ; 22 : 4S7-4S12.

[10] Com-Ruelle L, Da Poian MT, Le Guen N. Les dépenses de ville des asthmatiques en 2006. Biblio 1397 CREDES. Questions d'économie de la santé (IRDES) 2010:152.

[11] Société de Pneumologie de Langue Française. Recommandations pour la pratique clinique concernant les explorations fonctionnelles respiratoires 2008-2010. Juin 2011.

[12] GINA. Global Strategy for Asthma Management et Prévention 2011 (update). http://www.ginasthma.org

[13] Société de Pneumologie de Langue Française. Recommandation pour la Pratique Clinique : Prise en charge de la BPCO. Mise à jour 2009. Revue des Maladies Respiratoires. (2010) 27, 522.548.

[14] Gold. Global Strategy for Diagnosis, Management, and Prevention of COPD. Updated December 2011. http://www.goldcopd.org/

[15] HAS. Guide du parcours de soins. Bronchopneumopathie chronique obstructive. Février

2012. http://www.has-sante.fr

[16] Guerin J-C, et al. Sujets à risque de BPCO en médecine générale : comment favoriser la réalisation de spirométries et la détection précoce de l'obstruction bronchique ? Revue des Maladies Respiratoires (2012), http://dx.doi.org/10.1016/j.rmr.2012.03.005.

[17] Laurent P, Carré P, Bourcereau J. Explorations fonctionnelles respiratoires. 2007. http://www.splf.org/s/

[18] Attal-Toubert K, Vanderschelden M. La démographie médicale à l'horizon 2030 : de nouvelles projections nationales et régionales. Etudes et résultats 2009;679.

[19] Roche N. Détection précoce de la BPCO : intérêt, objectifs, moyens. Souffle. Numéro 7, décembre 2004.

[20] Chouaid C, Housset B. Démographie des pneumologues en France. 2002. http://www.splf.org

[21] Diot P. Adapter l'offre de soins à la réalité démographique pneumologique. Le concours médical 2011; tome 133 n°9 : page 715.

[22] Ministère du travail, de l'emploi et de la santé. Arrêté du 22 septembre 2011 portant sur lapprobation de la convention nationale des médecins généralistes et spécialistes. www.sante.gouv.fr

[23] NHS. Summary of 2011/12 Quality and Outcomes Framework (QOF) indicator changes, points and thresholds. http://www.nhs.uk

[24] Sauro A, Scalzitti F, Buono N, Siringano R et al. Spirometry is really useful and feasible in the GPs' daily practice but guidelines alone are not. Eur J Gen Pract.2005;11h29-31.

[25] Yawn B, Enright P, Lemanske R, Israel E, Pace W, Wollan P et al. Spirometry can. be done in Family physicians' Offices and alters clinical decisions in management of asthma and COPD. Chest. 2007.

[26] Schermer T R, Jacobs J E, Chavannes N H, Hartman J, Folgering H T, Bottema B J et al. Validity of spirometric testing in a general practice population of patients with chronic obstructive pulmonary disease (COPD). Thorax. 2003;58:861–866.

[27] Tuomistoa L E, Jarvinenb V, Laitinenc J, Erholad M, Kailae M, Branderf P E. Asthma Programme in Finland: the quality of primary care spirometry is good. *Primary Care Respiratory Journal* (2008); 17(4): 226-231.

[28] Miller M R, Hankinson J, Brusasco V, Burgos F, Casaburi R, Coates A. Series "ATS/ERS task force : standardisation of lung function testing". Eur Respir J 2005; 26: 319–338 DOI: 10.1183/09031936.05.00034805.

[29] Ferguson G T, Enright P L, Buist A S, Higgins W. Office Spirometry for Lung Health Assessment in Adults: A Consensus Statement From the National Lung Health Education Program. CHEST April 2000 vol. 117 no. 4 1146-1161.

[30] Chabanon S. Existe-t'il un (ou plusieurs) spiromètre(s) qui soi(en)t plus simple(s) que les autres pour une utilisation en soins primaires, dans le but de dépister une obstruction bronchique

? : une revue systématique de la littérature dans le cadre de l'étude SPIFP (SPirometry In Family Practice). Thèse pour le doctorat en médecine. 2011. Université de Brest.

[31] Galliou A. Formation des médecins généralistes à la pratique de la spirométrie : revue de la littérature. Thèse pour le doctorat en médecine. 2011. Université de Brest.

[32] Hueto J, Cebollero P, Pascal I, Cascante JA, Eguía VM, Teruel F et al. Spirometry in primary care in Navarre. Arch Bronconeumol. 2006;42(7):326-31.

[33] Soler N, Ballester E, Martín A, Gobartt E, Miravitlles M, Torres A. Changes in management of chronic obstructive pulmonary disease (COPD) in primary care: EMMEPOC study. Respir.Med. 2010;104(1):67-75.

[34] Johns DP, Burton D, Walters JA, Wood-Baker R. National survey of spirometer ownership and usage in general practice in Australia. Respirology. 2006;11(3):292-8.

[35] Bolton CE, Ionescu AA, Edwards PH, Faulkner TA, Edwards SM, Shale DJ. Attaining a correct diagnosis of COPD in general practice. Respir Med. 2005;99(4):493-500.

[36] Cleland J, Mackenzie M, Small I, Douglas G, Gentles I. Management of COPD in primary care in north-east Scotland. Scott Med J. 2006;51(4):10-4.

[37] Monaldi, Boffin N, Van der Stighelen V, Paulus D, Van Royen P. Use of office spirometers in Flemish general practice: results of a telephone survey. Arch Chest Dis. 2006;65(3):128-32.

[38] Poels PJ, Schermer TR, Jacobs A, Akkermans RP, Hartman J, Bottema BJ, van Weel C. Variation in spirometry utilization between trained general practitioners in practices equipped with a spirometer. Scand J Prim Health Care. 2006;24(2):81-7.

[39] Joensen L, Melbye H. Spirometry in general practice in Northern Norway. Tidsskr Nor Laegeforen. 2010;130(1):33-5.

[40] Lange P, Rasmussen FV, Borgeskov H, Dollerup J, Jensen MS, Roslind K et al. The quality of COPD care in general practice in Denmark: the KVASIMODO study. Prim Care Respir J. 2007;16(3):174-81.

[41] O'Dowd LC, Fife D, Tenhave T, Panettieri RA Jr. Attitudes of physicians toward objective measures of airway function in asthma. Am J Med. 2003;114(5):391-6.

[42] Kaminsky DA, Marcy TW, Bachand M, Irvin CG. Knowledge and use of office spirometry for the detection of chronic obstructive pulmonary disease by primary care physicians. Respir Care. 2005;50(12):1639-48.

[43] Yawn BP, Wollan PC. Knowledge and attitudes of family physicians coming to COPD continuing medical education. Int J Chron Obstruct Pulmon Dis. 2008;3(2):311-7.

[44] Miravitllesa M, De la Rozaa C, Naberanb K, Lambanc M, Gobarttd E, Martine A. Use of spirometry and patterns of prescribing in COPD in primary care. Respiratory Medicine. 2007; 101, 1753–1760

[45] Cooper B G, Steenbruggen I, Mitchell S, Severin T, Oostveen E, Burgos F et al. HERMES Spirometry: the European Spirometry Driving Licence. Breathe. 2011 DOI: 10.1183/20734735.026310

[46] Hollaert G. Vie de la société scientifique de médecine générale : Formation à la spirométrie. La Revue de la Médecine Générale n° 249 janvier 2008.

[47] CNGE. Principes de la formation en médecine générale. cnge.fr

[48] Société française de médecine du sport. Visite de non contre-indication. http://www.sfms.asso.fr/visite-de-non-contre-indication_228_1.html

[49] Pricea D, Crockettb A, Arnec M, Garbed B, Jonese R, Kaplanf A, Langhammerg A, Williamsh S, Yawni B. Spirometry in primary care case-identification, diagnosis and management of COPD. *Primary Care Respiratory Journal* (2009); 18(3): 216-223.

[50] Roberts NJ, Smith SF, Partridge MR. Why is spirometry underused in the diagnosis of the breathless patient: a qualitative study. BMC Pulmonary Medicine 2011, 11:37. http://www.biomedcentral.com/1471-2466/11/37

[51] Goljan-Geremek A, Zielinski J, Górecka D, Bednarek M, Nowinski A, Puscinska E. Diagnosis of Airflow Limitation Combined With Smoking Cessation Advice Increases Stop-Smoking Rate. *Chest* 2003;123;1916-1923.

[52] Bednarek M, Gorecka D, Wielgomas J, Czajkowska-Malinowska M, Regula J, Mieszko-Filipczyk G, Jasionowicz M, Bijata-Bronisz R, Lempicka-Jastrzebska M, Czajkowski M, Przybylski G, Zielinski J. Smokers with airway obstruction are more likely to quit smoking. Thorax 2006;61:869–873. doi: 10.1136/thx.2006.059071

[53] Parkes G, Greenhalgh T, Griffin M, Dent R. Effect on smoking quit rate of telling patients their lung age: the Step2quit randomised controlled trial. BMJ. 2008. doi:10.1136/bmj.39503.582396.25

[54] Housset B. La notion d'âge pulmonaire peut-elle aider à arrêter le tabac ? La revue du praticien. Vol 61. Mai 2011.

[55] Berretti E. Les médecins et les cabinets médicaux. Centre de Recherche, d'Etudes et de documentation en Economie de la Santé (CREDES). 1987.

[56] Altier-Sanchez M. Intérêt de la pratique de l'électrocardiogramme par le médecin généraliste. Thèse pour le doctorat en médecine. Faculté de médecine de Montpellier. 1992.

[57] Touillec C. Le matériel du cabinet du médecin généraliste et son utilisation : enquête auprès de 100 médecins généralistes dans le département des Yvelines. Thèse pour le doctorat en médecine. Faculté de médecine de Paris Ouest. 1998.

[58] Coppin Deneville F. Pratique de l'électrocardiogramme en médecine générale. Thèse pour le doctorat en médecine. Faculté de médecine de Nancy. 1998.

[59] Tournoux F. Le matériel du cabinet du médecin généraliste et son utilisation : enquête auprès des médecins généralistes du département de l'Ain. Thèse pour le doctorat en médecine. Faculté de médecine de Lyon. 2001.

[60] Chambonnet JY, Pichon K, Le Mauff P, Mallet R, Peloteau D. Equipement et utilisation d'un appareil à ECG en médecine générale. Concours med. 2001 ; 123:2085-2091

[61] Garrido JF. Utilisation de l'électrocardiogramme en médecine générale : enquête auprès des praticiens du Bas-Rhin. Thèse pour le doctorat en médecine. Faculté de médecine de Strasbourg. 2002.

[62] Thoreson N. Facteurs limitant l'utilisation de l'ECG par les médecins généralistes : enquête de pratique réalisée auprès de 36 médecins généralistes de Toulouse et du Tarn- et-Garonne en 2006. Thèse pour le doctorat en médecine. Faculté de médecine de Toulouse. 2006.

[63] F. Trinh Péchard F. Intérêt et limites de l'électrocardiogramme en pratique de ville. Le point de vue des généralistes. Thèse pour le doctorat en médecine. Faculté de médecine de Paris 11. 2007.

[64] Perrin L. Utilité et freins à l'utilisation de l'électrocardiogramme chez les médecins participant à la permanence des soins : exemple des associations franciliennes SOS médecins Paris, Médecins à Domicile 94 et S.UR93. Thèse pour le doctorat en médecine. Faculté de médecine de Paris Descartes. 2009.

[65] Catteau F, Faroux P. Intérêt de l'electrocardiographie en médecine générale. Enquête auprès de 145 médecins généralistes de la Marne. Thèse pour le doctorat en médecine. Faculté de médecine de Reims. 2010.

[66] Theodore L. Utilisation de l'électrocardiogramme en médecine Générale : étude qualitative auprès de médecins généralistes du Cantal. Thèse pour le doctorat en médecine. Faculté de médecine de Clermont-Ferrand. 2010.

[67] Primat G. Pratique de l'électrocardiogramme en médecine générale : étude descriptive réalisée dans la région sanitaire de Villefranche sur Saône. Thèse pour le doctorat en médecine. Faculté de médecine de Lyon. 2011.

[68] Naveteur A. L'utilisation de l'électrocardiogramme en médecine générale et ses facteurs limitants : enquête de pratique réalisée auprès de médecins généralistes de Picardie. Thèse pour le doctorat en médecine. Faculté de médecine d'Amiens. 2010.

[69] Nancy C. Utilisation de l'ECG en médecine générale : état des lieux de la situation actuelle dans le secteur sanitaire de Pau. Thèse pour le doctorat en médecine. Faculté de médecine de Bordeaux. 2011.

[70] Benoit J. Intérêt et pratique de l'électrocardiogramme en médecine générale dans la Somme. Thèse pour le doctorat en médecine. Faculté de médecine d'Amiens. 2011.

[71] Plotton C. Pratique de l'électrocardiogramme en médecine générale : indications et parcours de soins du patient. Thèse pour le doctorat en médecine. Faculté de médecine de St Etienne. 2011.

[72] Chataing F. Place de l'électrocardiogramme en médecine générale en 2011 : étude quantitative sur le département de la Haute-Loire. Thèse pour le doctorat en médecine. Faculté de médecine de Clermont-Ferrand. 2011.

[73] NICE. Chronic obstructive pulmonary disease Management of chronic obstructive pulmonary disease in adults in primary and secondary care (partial update). 2010. www.nice.org.uk/guidance/CG101

[74] CNGE. Abrégé de Médecine Générale. 2ème édition. Masson. 2009.

[75] CTS. Recommendations for Management of COPD. Update CTS Guideline. Highlights for Primary Care. 2008.

[76] SEPAR, ALAT. Joint Guidelines of the Spanish Society of Pulmonology and Thoracic Surgery (SEPAR) and the Latin American Thoracic Society (ALAT) on the Diagnosis and Management of Chronic Obstructive Pulmonary Disease. Arch Bronconeumol. 2008;44(5):271-81

[77] Monographie BPCO. La revue du praticien. Vol. 61. Juin 2011.

Annexe 1 : Questionnaire principal

Merci d'avoir accepté de répondre. Cela ne vous prendra que quelques minutes.

Avant de commencer, il faut définir deux termes qui correspondent à deux examens différents : Le minispiromètre et le spiromètre.

- Le minispiromètre (modèles PIKO6 ou Neo6) est un appareil de dépistage uniquement validé pour la BPCO permettant d'évaluer le rapport VEMS/VEM6. Il ne dispense pas de la réalisation d'une spirométrie pour affirmer le diagnostic de trouble ventilatoire obstructif.
- Le spiromètre permet notamment par la mesure du rapport de Tiffeneau (VEMS/CV) de faire le diagnostic d'un trouble ventilatoire obstructif. Il différencie ensuite les patients asthmatiques et BPCO grâce au test de réversibilité.

Seul le spiromètre est étudié dans ce questionnaire.

Questions :

1. Jugez-vous nécessaire l'apprentissage de la spirométrie au cours du DES de médecine générale ?

Oui/Non

2. Envisagez-vous d'utiliser dans votre pratique au moins deux gestes parmi l'électrocardiographie, le frottis cervico-vaginal, l'infiltration intra articulaire et les points de suture ?

Oui/Non

3. Envisagez-vous d'utiliser dans votre pratique la spirométrie ?

Oui/Non

4. Connaissez-vous les principales indications de la spirométrie en médecine générale ?

Indications : diagnostic d'un trouble ventilatoire obstructif, diagnostic différentiel et suivi d'un asthme ou d'une BPCO.

Oui/Non

5. Connaissez-vous les principales contre-indications à la réalisation d'une spirométrie ?

Contre-indications : pneumothorax récent, hémoptysie, tuberculose bacillifère, crise d'asthme sévère, infarctus du myocarde récent, ponction ou biopsie pleurale récente, absence de collaboration du patient, pneumopathie infectieuse.

Oui/Non

6. Etes-vous capable d'analyser les principaux éléments des courbes débit-volume et temps-volume utiles en médecine générale ?

Principaux éléments : VEMS, VEMS/CVF, DEP, CVF, Réversibilité.

Oui/Non

7. Etes-vous capable une fois la spirométrie réalisée et analysée de poursuivre la prise en charge (bilan et traitement) avant ensuite si nécessaire de demander un avis ?

Oui/Non

8. Savez-vous qu'il faut enregistrer dans l'appareil le sexe, l'âge, la taille, le poids et l'origine ethnique pour l'interprétation de la CVF (capacité vitale forcée) avant la réalisation du test ?

Oui/Non

9. Connaissez-vous les manœuvres respiratoires à expliquer au patient ?

Manœuvres : Tête légèrement relevée et muni d'un pince nez, enserrer l'embout avec les lèvres puis réaliser au moins trois cycles comprenant une inspiration maximale et rapide, suivie sans pause, d'une expiration aussi vite et aussi longtemps que possible.

Oui/Non

10. Connaissez-vous les critères d'acceptabilité et de reproductibilité d'une spirométrie ?

Examen non acceptable en cas de toux, d'un effort non maximal ou à glotte fermée, d'une expiration trop courte ou non maximale, d'une fuite d'air ou d'une obstruction de l'embout.

Examen non reproductible si les deux meilleures valeurs du VEMS ou de la CVF diffèrent de plus de 150 ml.

Oui/Non

11. Savez-vous réaliser un test de réversibilité ?

Nouvel examen 15 minutes après 4 bouffées de salbutamol ou 30 minutes après 4 bouffées d'ipatropium.

Oui/Non

12. Etes-vous atteint ou comptez-vous parmi vos proches (amis et famille proches) une personne asthmatique ou BPCO ?

Oui/Non

13. Aurez-vous accès à des explorations fonctionnelles respiratoires proches de votre lieu d'exercice ?

Oui/Non/Je ne sais pas.

14. Avez-vous effectué au moins un stage au sein d'un service de pneumologie ou avec une forte activité de pneumologie lors de votre troisième cycle ?

Oui/Non

15. Lors de votre troisième cycle, avez-vous reçu une formation pratique (cf. questions 8 à 11) à l'utilisation de la spirométrie ?

- En petit groupe d'étudiants (groupe d'échanges de pratique ou autres),
- Lors d'un travail personnel pour le DES (trace d'apprentissage, Récits de situation complexes et authentiques ou autres),
- Lors d'un stage ambulatoire,
- Lors d'un stage hospitalier,
- Lors d'un cours "magistral en amphithéâtre" à la faculté,
- Aucune formation pratique ne m'a été dispensée.

16. Lors de votre troisième cycle, avez-vous reçu une formation théorique (cf. questions 4 à 7) à l'utilisation de la spirométrie ?

- En petit groupe d'étudiants (groupe d'échanges de pratique ou autres),
- Lors d'un travail personnel pour le DES (trace d'apprentissage, Récits de situation complexes et authentiques ou autres),
- Lors d'un stage ambulatoire,
- Lors d'un stage hospitalier,
- Lors d'un cours "magistral en amphithéâtre" à la faculté,
- Aucune formation théorique ne m'a été dispensée.

17. Quel âge avez-vous ? (En années)

18. A quel stade de votre DES êtes-vous ?
   a. Vous avez validé votre DES,
   b. Vous êtes en TCEM3 ou en attente de validation du DES.

19. Merci d'indiquer votre sexe :

20. Dans quelle faculté avez-vous effectué votre troisième cycle ?

21. Selon-vous, quelle part de votre activité professionnelle dans les dix prochaines années sera consacrée à la médecine générale ?

- Moins d'un tiers de mon activité professionnelle sera consacrée à la médecine générale,
- Plus d'un tiers de mon activité professionnelle sera consacrée à la médecine générale.

22. Seriez-vous favorable à l'instauration pendant l'internat d'un certificat d'aptitude à la spirométrie non obligatoire pour la validation du DES de médecine générale mais nécessaire à l'utilisation de la spirométrie ?

Oui/Non

Annexe 2 : Mini-enquête destiné aux non répondeurs

Merci d'avoir accepté de répondre. Cela ne vous prendra que quelques minutes.

Avant de commencer, il faut définir deux termes qui correspondent à deux examens différents : Le minispiromètre et le spiromètre.

1 : Le minispiromètre (modèles PIKO6 ou Neo6) est un appareil de dépistage uniquement validé pour la BPCO permettant d'évaluer le rapport VEMS/VEM6. Il ne dispense pas de la réalisation d'une spirométrie pour affirmer le diagnostic de trouble ventilatoire obstructif.

2 : Le spiromètre permet notamment par la mesure du rapport de Tiffeneau (VEMS/CV) de faire le diagnostic d'un trouble ventilatoire obstructif. Il différencie ensuite les patients asthmatiques et BPCO grâce au test de réversibilité.

Seul le spiromètre est étudié dans ce questionnaire.

Questions :

1. Quel âge avez-vous ? (En années)

2. Merci d'indiquer votre sexe :

3. Selon-vous, quelle part de votre activité professionnelle dans les dix prochaines années sera consacrée à la médecine générale ?

   - Moins d'un tiers de mon activité professionnelle sera consacrée à la médecine générale,
   - Plus d'un tiers de mon activité professionnelle sera consacrée à la médecine générale.

4. Jugez-vous vos connaissances THÉORIQUES suffisantes pour pouvoir utiliser la spirométrie au terme de votre DES ?

Connaissances théoriques :

   - Indications : diagnostic d'un trouble ventilatoire obstructif, diagnostic différentiel et suivi d'un asthme ou d'une BPCO).
   - Contre-indications : pneumothorax récent, hémoptysie, tuberculose bacillifère, crise d'asthme sévère, infarctus du myocarde récent, ponction ou biopsie pleurale récente, absence de collaboration du patient, pneumopathie infectieuse.
   - Analyse des principaux éléments des courbes débit-volume et temps-volume utiles en médecine générale : VEMS, VEMS/CVF, DEP, CVF, Réversibilité
   - Poursuite de la prise en charge (bilan et traitement) après la spirométrie avant ensuite si nécessaire de demander un avis.

Oui/Non

5. Jugez-vous vos connaissances PRATIQUES suffisantes pour pouvoir utiliser la spirométrie au terme de votre DES ?

Connaissances pratiques :

- Enregistrer dans l'appareil le sexe, l'âge, la taille, le poids et l'origine ethnique pour l'interprétation de la CVF (capacité vitale forcée) avant la réalisation du test.
- Expliquer au patient les manœuvres respiratoires : Tête légèrement relevée et muni d'un pince nez, enserrer l'embout avec les lèvres puis réaliser au moins trois cycles comprenant une inspiration maximale et rapide, suivie sans pause, d'une expiration aussi vite et aussi longtemps que possible.
- Réalisation d'un test de réversibilité : Nouvel examen 15 minutes après 4 bouffées de salbutamol ou 30 minutes après 4 bouffées d'ipatropium.
- Critères d'acceptabilité : Examen non acceptable en cas de toux, d'un effort non maximal ou à glotte fermée, d'une expiration trop courte ou non maximale, d'une fuite d'air ou d'une obstruction de l'embout.
- Critères de reproductibilité d'une spirométrie : Examen non reproductible si les deux meilleures valeurs du VEMS ou de la CVF diffèrent de plus de 150 ml.

Oui/Non

Annexe 3 : Programme de formation du projet ESDL [45]

	Première partie	Deuxième partie 6 à 12 mois après la première partie
Modalités	Durée : 9-12 heures. Distribution d'un carnet de travail. Test final de connaissances.	Durée : 7 à 10 heures. Chaque candidat doit présenter dans son carnet de travail 10 tests de bonne qualité et 5 tests rejetés. En petits groupes.
Connaissances	Module 1 : Anatomie, physiologie et physiopathologie nécessaire à la spirométrie. Module 2 : Définitions des valeurs. FEV1, FVC, PEF, FEF25-75, PIF, FEV1/FVC, VC, IRV, ERV, IC. Analyse des courbes débit-volume et temps volume. Module 3 : Matériel. Décrire les recommandations minimales pour les systèmes de spirométries. Décrire les atouts et les limites d'un spiromètre. Déceler les pièges de l'instrument. Connaître les paramètres de l'appareil influant sur le résultat. Module 4 : Indications et contre-indications. Module 5 : Techniques d'utilisation : Préparer le matériel nécessaire pour le test Faire la démonstration de l'utilisation correcte d'un spiromètre. Résumer la préparation du patient. Décrire la position correcte pour exécuter un test. Mesurer le poids et la taille du patient. Savoir prendre en compte le type, le dosage et le moment de la prise des médicaments pertinents. Expliquer la procédure de test. Faire la démonstration de la procédure. Savoir coacher le patient. Obtention de mesures spirométriques exactes selon les directives internationales.	Reprise des éléments des modules 3 (Matériel), 5 (Techniques d'utilisation), 6 (Assurance qualité) et 7 (Evaluation des résultats). Gestion et sauvegardes : Assurer un stockage sécurisé et l'accessibilité des informations médicales. Réaliser et enregistrer les procédures de contrôle des infections. Réaliser et enregistrer les procédures de contrôle qualité. Avoir conscience du besoin d'audit de ses mesures pour maintenir un niveau de compétences et de qualité. Penser à commander le matériel de rechange (turbines…) et planifier la maintenance du matériel.

Savoir reconnaître des tests mal
exécutés et expliquer les corrections à
réaliser.
Savoir prévenir les blessures.
Identifier et utiliser les équipements
standards de protection du personnel.
Connaître les dangers potentiels et les
normes de sécurité.
Noter les événements pertinents arrivés
lors de la réalisation du test.
Savoir choisir et administrer un
traitement bronchodilatateur.

Module 6 : Assurance qualité
Décrire et réaliser un test-contrôle avec
un sujet dont la fonction respiratoire est
connue.
Décrire et réaliser une calibration de
l'appareil.
Vérifier le bon état de fonctionnement
de l'appareil.
Décrire les précautions adaptées pour
éviter la transmission d'infections.
Expliquer les raisons d'un nettoyage
régulier.
Résumé les exigences d'un contrôle
qualité.
Reconnaître les enregistrements.
anormaux dus à des erreurs techniques.
Décrire les avantages d'une relecture
régulière des tracés par un expert
extérieur.

MODULE 7 : Evaluation des résultats
Critères d'acceptabilité et de
reproductibilité.
Critères de réversibilité.
Résumé des résultats du test.
Décrire le mode de sélection de la
meilleure courbe.
Comparer les résultats aux valeurs de
référence.
Connaître les limites des valeurs de
référence (le pourcentage de la valeur
théorique et les limites basses de la
normale).
Evaluer la variabilité des résultats d'un
sujet.
Reconnaître et décrire des courbes débit-
volume et temps-volume normales et
pathologiques.
Connaître les modes de stockage
informatique des données.

	Module optionnel : histoire de la spirométrie.	
Objectifs	Définir les valeurs d'une spirométrie. Connaissances anatomiques, physiologiques et physiopathologiques. Connaître les forces, les faiblesses, les facteurs influençant et les pièges des valeurs de référence. Indications et contre-indications de la spirométrie. Réaliser une spirométrie de bonne qualité et savoir reconnaître des manœuvres de mauvaises qualités. Savoir interpréter un test.	Réaliser une spirométrie et savoir reconnaître des manœuvres de mauvaises qualités. Acquérir les compétences de base sur l'interprétation d'un test. Réaliser les tests d'assurance qualité. Maîtriser la compréhension et l'exécution des tests spirométriques, la maintenance de l'appareil en accord avec les recommandations internationales.

Annexe 4 : Taux de possession d'un électrocardiographe en France dans les cabinets de médecine générale

Région et année de l'étude	Taux de possession d'un électrocardiographe	Nombre et/ou taux de réponses	Fréquence d'utilisation
National 1987 [55]	40,5 %	891	
Gard 1992 [56]	58 % 50% des médecins en zone urbaine et 65% en zone rurale	83% (83)	77% au moins une fois par mois
Yvelines 1996 [57]	52 %	71%	66% au moins une fois par semaine
Vosges 1997 [58]	43%	43% (152)	66% au moins une fois par semaine
Ain 2000 [59]	86% Population principalement rurale	272	77% l'utilisent souvent ou parfois
Loire Atlantique 2001 [60]	49%	77,9% (197/258)	50% 1 à 4 fois par mois
Bas Rhin 2001-2002 [61]	75,5% Dont principalement des médecins hommes en zone rurale	26% (106/400)	65% au moins une fois par mois
Tarn-et-Garonne et Toulouse 2006 [62]	50% Dont principalement des médecins hommes en zone rurale biais : recrutement lors d'une FMC	100% (36)	50% au moins une fois par mois
Banlieue Sud Parisienne 2007 [63]	56% Biais : Médecins exerçant en zone urbaine uniquement	89	50% plus de 5 fois par mois
Val de Marne 2008 [64]	76 % (52) Biais : Médecins exerçant une activité d'urgences uniquement	66	
Marne 2010 [65]	41%	145	
Cantal 2010 [66]	76 %		
Villefranche sur Saône 2011 [67]	91% (67/74) Dont une majorité d'hommes	65,5% (74/113)	65% plus d'une fois par semaine
Picardie Amiens 2009 [68]	39% (50) <45 ans : 74%, 45-55 ans : 56%, >55 ans : 57%. 75 % des femmes et 55 % des hommes	42 % (127/300)	20 % plus d'une fois par semaine
Pau 2009-2010 [69]	52,5% (134) <40 ans : 74%, 40-55 ans : 53%, >55 ans : 53%. 56% des hommes et 42 % des femmes	91% (255/281)	
Somme 2011 [70]	34,2% (39) Dont 40 % des hommes et 22% des femmes	38% (114/300)	
Haute Loire 2011 [71]	83%	32 % (68/211)	
Haute Loire 2011 [72]	77% < 40ans : 85%, 40-50 ans : 86%, 50-60 ans : 75%, >60ans : 55% Dont 78% des hommes et 73% des femmes	76,5% 140/183	50% : 1 à 5 fois par mois 38% : plus de 5 fois par mois

Annexe 5 : Recommandations sur le dépistage de la bronchopneumopathie chronique obstructive

Organisme	Année	Recommandations
NICE-NHS [73]	2004 Puis 2010	Réaliser une spirométrie si : - > 35 ans, - Et facteurs de risque (tabac,..), - Et au moins un symptôme parmi : une toux chronique, des bronchites hivernales fréquentes, une dyspnée, un râle et des expectorations régulières.
GOLD [14]	2010	Réaliser une spirométrie si : - > 40 ans, - Et au moins un élément parmi : • une dyspnée décrite comme progressive, persistante, augmentée à l'effort, augmentant l'effort de respirer et haletante ; • une toux chronique pouvant être intermittente et non productive ; • Des expectorations chroniques ; • Une exposition à un facteur de risque (principalement la fumée de cigarette, les poussières professionnelles, les fumées chimiques des cuisines domestiques et des carburants de chauffage).
Direction Générale de la Santé « plan BPCO » [1]	2005-2010	Le dépistage est indiqué en présence : D'un fumeur ou ancien fumeur de plus de 40 ans, d'une personne exposée professionnellement, d'un sujet symptomatique. Le VEMS/CVF, jugé trop complexe, est remplacé par le VEMS/VEM6 (minispiromètre).
Collège National de Médecine Générale [74]	2009	Les signes de la BPCO sont pauvres et non spécifiques au début de l'évolution de la maladie. C'est pourquoi le dépistage passe avant tout par la recherche du tabagisme. La BPCO est évoquée chez un patient fumeur souffrant des signes cliniques suivants : - Des infections broncho-pulmonaires traînantes ou récidivantes, - Une accentuation de la toux et des expectorations, - Une auscultation pulmonaire anormale en dehors des exacerbations avec diminution du murmure vésiculaire et râles diffus aux deux temps respiratoires (sibilants, ronchi), - Une dyspnée d'effort persistante aggravée par l'exercice, - Une manifestation significative de la diminution de la fonction respiratoire (cyanose, hippocratisme digital, distension thoracique).
HAS		Le diagnostic de BPCO doit être évoqué en présence :

GUIDE DU PARCOURS DE SOINS BPCO [15]	février 2012	• D'un seul de ces signes : une toux et des expectorations chroniques (au-delà de 2-3 mois) ; une dyspnée persistante, progressive, apparaissant ou s'aggravant à l'exercice ou au décours d'une bronchite. • D'un adulte exposé à un facteur de risque : Un tabagisme (plus de 20 paquets/année chez l'homme et plus de 15 paquets/années chez la femme, associé ou non à l'inhalation de cannabis, incluant le tabagisme passif), une exposition professionnelle ou domestique à des toxiques ou des irritants (silice, poussières de charbon, poussières végétales et de moisissures), • D'une diminution du débit expiratoire de pointe ou du VEMS.
Canada [75]	2008	Le dépistage de masse pour les patients asymptomatiques n'est pas recommandé. Réaliser une spirométrie si : - le patient est un fumeur ou ex fumeur de plus de 40 ans, - Et possède au moins un symptôme parmi : une toux régulière productive, une dyspnée même au moindre effort, un râle à l'effort ou la nuit, des viroses fréquentes et traînantes. Il existe une grande diversité de sensibilité individuelle. Il n'ya pas de chiffre minimal de paquets années pour être à risque de BPCO.
ACP, ACCP, ATS and ERS [28]	2011	Ne pas réaliser une spirométrie en l'absence de symptômes respiratoires même en présence de facteurs de risque.
IPCRG [50]	2009	Evaluer tous les patients de plus de 35 ans par un questionnaire validé. Pratiquer une spirométrie en présence de symptômes et de facteurs de risque ou d'un questionnaire de dépistage positif. Actuellement, il n'existe pas de preuve actuelle suffisante pour un dépistage de masse chez les patients asymptomatiques par une spirométrie.
NLHEP [29]	2000	Réaliser une spirométrie si : - > 45 ans et tabagisme (actif ou sevrage dans l'année précédente), - Ou symptômes respiratoires (toux chronique, expectorations, dyspnée à l'effort, râles bronchiques).
Espagne et ALAT [76]		Réaliser une spirométrie si : - ≥ 40 ans, - avec ou sans symptômes respiratoires, - et des facteurs de risque : tabagisme (sevré ou non), exposition à la pollution atmosphérique.
		Evoquer une BPCO si - > 40ans, Et un élément parmi :

Revue du praticien [77]	Juin 2011	- Une toux chronique avec ou sans expectorations, - Une dyspnée, - Un tabagisme supérieur à plus de 10 paquets-années, - Une exposition à des facteurs de risque professionnels.

RÉSUMÉ/ABSTRACT

L'augmentation des prévalences de l'asthme et de la BPCO, la baisse attendue du nombre de pneumologues et l'apparition de spiromètres accessibles en soins primaires pose la question de la réalisation de cet examen par les futurs médecins généralistes. Cette étude observationnelle descriptive multicentrique a évalué les connaissances théoriques et pratiques à la spirométrie d'internes de médecine générale français en fin de troisième cycle. Une fois répartis en 4 groupes (1 : connaissances théoriques et pratiques, 2 : connaissances théoriques, 3 : connaissances pratiques, 4 : connaissances théoriques et pratiques insuffisantes), les 6 variables explicatives suivantes ont été analysées : le sexe, la sensibilité personnelle à ces maladies, la formation théorique et pratique, l'accessibilité à des centres d'explorations fonctionnelles respiratoires et la réalisation d'un stage en pneumologie lors du DES. L'analyse a porté sur 1261 internes répartis sur 29 universités françaises. Seul 4,3% (54) des internes étaient situés dans le groupe 1 contre 35,2% (444) dans le groupe 2, 5,4% (68) dans le groupe 3 et 63,7% (803) dans le groupe 4. En analyse multivariée, les internes du premier groupe sont principalement des hommes (sexe féminin : p < 0,0001, OR : 0,35, IC 95% : 0,2-0,63) ayant effectué durant leur internat un stage en pneumologie (p < 0,0001, OR : 3,93, IC 95% : 2,2-7,07). Le besoin de formation à la spirométrie des internes de médecine générale est important. L'enseignement devra privilégier l'apprentissage pratique et développer les stages de pneumologie.

What are the needs of spirometry training for general practice French students?

The increased prevalence of asthma and COPD, the expected decline in the number of specialists in pneumology and the appearance of available spirometers in primary cares lead us to wonder why GP wouldn't perform spirometry testing in the future. This descriptive, multicenter, observational study evaluated French final year medical (GP) students' theoretical and practical knowledge about spirometry. They were separated into 4 groups (1: theoretical and practical knowledge, 2: theoretical knowledge, 3: practical knowledge, 4: insufficient or incomplete theoretical and practical knowledge) and 6 explicatives variables were analysed: sex, personal sensitivity for those diseases, theoretical and practical knowledge, accessibility to pulmonary physiology laboratories and internships in departments of pulmonary diseases. The study was focused on 1261 students from 29 French universities. Only 4,3% (54) of the students belong to the the first group whereas 35,2% (444) to the second group, 5,4% (68) to the third group and 63,7% (803) to the fourth group. The students in the first group were mostly men (women : p < 0,001, OR : 0,35, IC 95% : 0,2-0,63) who have done an internship in a department of pulmonary diseases during their curriculum studies (p < 0,0001, OR : 3,93, IC 95% : 2,2-7,07). It appears absolutely necessary to develop training in spirometry testing and interpretation for GP's students. Education should focus on practical knowledge and the promotion of internships in pneumology departments.

MÉDECINE GÉNÉRALE

Mots clés : spirométrie, médecine générale, formation, BPCO, asthme.

Key words: spirometry, general practice, training, COPD, asthma.

Faculté de médecine Paris Descartes, 15 rue de l'école de médecine, 75270 Paris cedex 06.

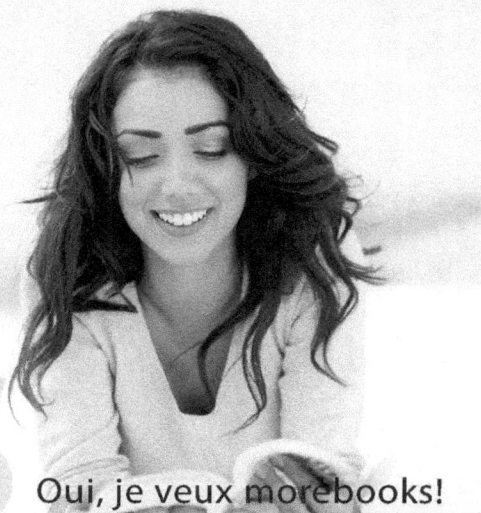

www.ingramcontent.com/pod-product-compliance
Lightning Source LLC
Chambersburg PA
CBHW021605210326
41599CB00010B/606